動画でサクサク理解！
本でしっかり確認

歯科衛生

おしごと
ハンドブック

［編著］岩田隆紀　水谷幸嗣　岩野義弘　松浦孝典

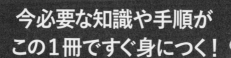

今必要な知識や手順が
この1冊ですぐ身につく！

クインテッセンス出版株式会社　2022

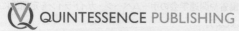

QUINTESSENCE PUBLISHING

Berlin | Chicago | Tokyo
Barcelona | London | Milan | Mexico City | Moscow | Paris | Prague | Seoul | Warsaw
Beijing | Istanbul | Sao Paulo | Zagreb

イラスト：朝倉千夏　浅尾 . 麗

本文イメージ写真：iStock(https://istockphoto.com)

● 本書は、掲載、動画で解説されている業務内容すべてを歯科衛生士・歯科助手が行うことができるとうたうものではありません。歯科医師・歯科衛生士・歯科技工士の業務範囲はそれぞれ歯科医師法・歯科衛生士法・歯科技工士法によって定められています。また、それ以外の医療業務にかかわる人員の業務にも法による制限があります。雇用者・院長等の責任者をはじめ、スタッフも日本の現行法令を遵守したうえで業務にあたるようにしましょう。

● 掲載内容は新たな知見や法制によって変更・更新される場合があります。厚生労働省や関連学会のホームページ・ガイドラインを定期的に確認するようにしましょう。

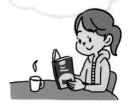

明日の仕事
内容の予習に！

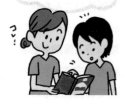

新人の教育に！

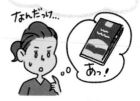

毎日の業務で
困った・迷ったときに
パッと見れる！

院内勉強会の
教材に！

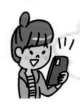

QRコードから
パパッと動画を
チェック！

※1〜3分程度のムービーです

本書は、歯科医院で働くすべての歯科衛生士、歯科助手のために
つくられました。でも実は、自分の歯科医院のスタッフたちに、早く
一人前になってもらいたい、もっとたくさんのことを学んでもらいた
いと思っている、院長先生や歯科医師のためにもつくられています。
いろいろな活用をしてもらえたらと思います。

監修者・執筆者一同

もくじ

1 歯科医院・歯科医療とは

2 患者さんとの接しかた

3 受付業務と来院対応

▶：解説動画あり

8 事故・緊急時の対応

9 よく使われる薬剤・材料・器具

1 | 歯科医院・歯科医療とは

1 歯科医療の役割

　歯科治療は、人にとってもっとも身近な医療のひとつです。心地いい「食べる」「話す」「きれいな口もと」をつくる・守ることによって、患者さんの笑顔を取り戻すことを目指しています。特に歯科衛生士には、う蝕(むし歯)や歯周病の予防という大きな仕事もあります。

　最近では、全身と口腔の関連が明らかになっています。つまり歯科医院では、患者さんの健康な生活全体をサポートしていきます。

2 歯科医院はこんな人たちで成り立っています

歯科医師

歯科治療の責任者であり実務者。大きな責任を担う。スタッフは歯科医師の指示に従い治療にあたる

歯科衛生士

歯科医師の治療を補助したり、口腔衛生(口の中を清潔に保ち病気になることを防ぐ)を担当する

歯科助手

診療の補助(アシスタント)やバックヤードの作業を担当する。細やかな目配りが大事!

受付

歯科医院の顔として、来院した患者さんや電話の対応を行う。診療後の治療費の会計も担当する

院外にもいます!

歯科技工士

義歯(入れ歯)、被せものなどの補綴装置や治療に必要な技工物の作製を行う

外部ラボ

技工業務のみを行う会社。技工室のない歯科医院などが技工物の作製を依頼する

代理店(ディーラー)

「材料屋さん」とも。診療に必要な材料全般を納めてくれる

メーカー

診療に使う機械や材料を作っている会社。専門的な修理などはここが行う

3 歯科医院はこんな設備で成り立っています

外科手術室

インプラント手術や歯周外科手術、口腔外科手術、小手術などを行う場所

・他の部屋より清潔の基準が上がる

技工室

義歯(入れ歯)や補綴装置(被せもの)を製作する場所

・模型が壊れないよう、整理整頓を心掛ける

診察室

歯科医師や歯科衛生士が患者さんに治療を行う場所

・患者さんを安全に誘導できる導線を確保する
・安全かつ効率的に診療を行えるよう、ユニットの操作方法やメンテナンス方法を理解しよう

消毒室

治療に使った器具を、専用機器で消毒する場所

・感染リスクの程度に対応した管理を行い、感染事故防止を徹底する

レントゲン室

エックス線写真を撮影する場所

・放射線を扱っている場所
・被曝量をできるだけ避ける必要があるため、みだりに医療従事者以外が入らないよう注意喚起をする

カウンセリング室

患者さんの主訴や要望を詳しく聞いたり治療の説明をしたりする場所

・ドアを閉めてから話を始めるなど、患者さんのプライバシーを守る
・2人きりにはならないようにする
・室内で話したことは外で口にしない

待合室

診療・会計まで患者さんに待機してもらう場所

・歯科医院の第一印象を決める場所
・整理整頓を心掛け、清潔感を保つ
・歯科治療に対する不安や恐怖心を和らげる空間づくりをする

受付

会計やカルテ出し、患者さんの呼び入れなど診療の流れを采配する場所

洗面所

患者さんが歯磨きしたり、治療後に身だしなみを整える場所

・洗面台や鏡はいつもぴかぴかにしておこう

9

4 歯科用ユニット（チェア）について

　治療や検査を行う、歯科診療に欠かせない歯科用チェアユニットの仕組みや構造は、一般的に以下のようになっています。メーカーや機種によって操作方法や付属している機能が異なるため、取扱説明書などで確認しておきましょう。

診療器具①

エアタービン	マイクロモーター /コントラ	5倍速コントラアングル	超音波スケーラー
超高速回転するローターで歯を削る	低速回転するスチールバーで歯を削ったり歯面研磨を行う	高速回転するバーで歯を削る	超音波により微細振動するチップで歯石や歯面の付着物を除去する

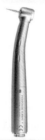 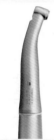 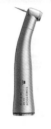 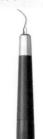

※使用後の滅菌前にオイル洗浄を行う

診療器具②

バキューム	スリーウェイシリンジ	排唾管（サライバエジェクター）
口腔内の水分や切削片を吸引する。	水のみ、空気のみ、水+空気をスプレーできる器具で、口腔内を洗浄したり乾燥させて術野を見やすくする	口腔内に入れて常時唾液を吸引する。バキュームより吸引力は弱いが、粘膜を吸い過ぎないように注意する

  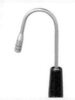

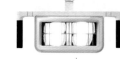

ライト（無影灯）

口腔内を照らす

・まぶしいので光が患者さん
の目に入らないようにする

ヘッドレスト（安頭台）

患者さんの頭を支えて安定させ、
患者さんにリラックスさせる

・調整はヘッドレストを
しっかり支えながら行う

**ブラケット
テーブル**

診療器具、使用
材料などを乗せ
るための台

モニタ

採取資料
などを映す

診療器具②

バキューム
スリーウェイ
シリンジ
エジェクター
　　　など

スピットン

患者さんが
口をゆすぐ
ところ

背板

診療器具①

エアタービン
マイクロモーター
超音波スケーラー
など

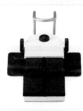

フットコントローラー

足でチェアを操作する
（ユニットを倒す・上下に動かす・
戻す / タービン・エンジン・超音
波スケーラーを動かす）

写真提供：モリタ

11

5 保険診療と保険外診療（自由診療）

　歯科医院で行う診療は、「保険診療」と「保険外診療
（自由診療）」に大別されます。それぞれどのような
診療を行っているか理解したうえで、診療業務・会
計業務を行いましょう。

動画をチェック!

#1

保険診療

● 保険診療の流れ

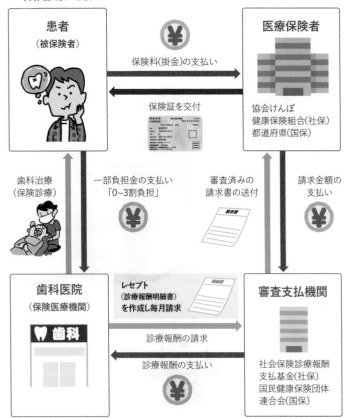

患者
（被保険者）

医療保険者

保険料(掛金)の支払い

保険証を交付

協会けんぽ
健康保険組合(社保)
都道府県(国保)

歯科治療
（保険診療）

一部負担金の支払い
「0~3割負担」

審査済みの
請求書の送付

請求金額の
支払い

歯科医院
（保険医療機関）

レセプト
（診療報酬明細書）
を作成し毎月請求

審査支払機関

診療報酬の請求

診療報酬の支払い

社会保険診療報酬
支払基金(社保)
国民健康保険団体
連合会(国保)

・医療保険を利用して行う診療（日本はすべての国民が何らかの医療保険に加入しなければならない国民皆保険制度である）

・保険加入者が納めた保険料を利用してひとりひとりの治療費をみんなで補助する

・管理・処置・手術などの範囲と点数（費用）が決まっている

・患者さんは医療費の数割を一部負担金として窓口で支払う

● 被保険者加入保険・制度の種類

協会けんぽ [社保]
中小企業の就業者とその家族が加入

組合健保 [社保]
大企業の就業者とその家族が加入

共済組合 [社保]
公務員とその家族が加入

船員保険 [社保]
船で働く海上労働者とその家族が加入

国民健康保険 [国保]
学生、自営業者、退職者などが加入

後期高齢者医療制度
原則 75 歳以上が加入

(2022 年 3 月現在)

保険外診療（自由診療）

・医療保険が適応されない（適応外）範囲の治療

・患者さんは歯科医院が定めた費用の全額を自己負担する

・高品質の新しい材料や薬品を用いた治療が可能

・個々の患者さんに合った治療選択肢が増える

● 保険外診療の例

ホワイトニング	セラミックのインレー・アンレー（詰めもの）、クラウン
矯正歯科治療	インプラント治療　　金属床義歯　　など

6 医療者が守るべきもの

守るべきもの①：医療倫理

哲学者のビーチャムとチルドレスは、以下のように医療にかかわる者の守るべき倫理について提唱しています（医療倫理の四原則）。

- **自律性の尊重**：患者さんが十分理解したうえで、患者さんの自由意志に基づき医療に合意する
- **無危害**：患者さんに危害を及ぼさない
- **善行**：患者さんのために最善を尽くす
- **公正**：患者さんを平等かつ公平に扱う

医療は、患者さんの心身両面に大きな影響を及ぼすものです。医療従事者側から強く押し付けたり命令したりするものではありません。患者さんの気持ちに寄り添って接しましょう。

守るべきもの②：守秘義務

患者さんの医療情報は、個人情報の中でも最も厳重に管理されなければならないものです。業務上知り得た患者さんの情報は、法律（個人情報保護法）により外に漏らしてはなりません。個人情報の含まれる書類やデータを病院の外へ持ち出すことはもちろん、院外で会話をすることも固く禁じられます。院内に当たり前にあるもの・情報でも、医療従事者として厳格に取り扱いましょう。

医療機関における個人情報の例
カルテ、処方箋、手術記録、歯科衛生士記録、口腔内写真、エックス線写真、紹介状、名前の書かれた模型など

避けたい個人情報の取り扱い例
カルテを診療室に無造作に積み重ねる、住所や傷病の内容を他の患者さんに聞こえる場所・声の大きさで口に出すなど

7 院内での身だしなみ・言葉づかい

身だしなみ

　身だしなみにおいて最も重視すべきは清潔感です。清潔感はあくまでも主観的なものであり、その基準は人それぞれですが、歯科医院へはあらゆる年代や背景をもつ患者さんが来院されることを考えると、あまり個性的なメイクや髪型はふさわしいとはいえません。自らの基準だけに合わせるのではなく、ごく一般的な基準を知ることが大切です。

● 一般的に医療従事者として受け入れられやすい身だしなみ

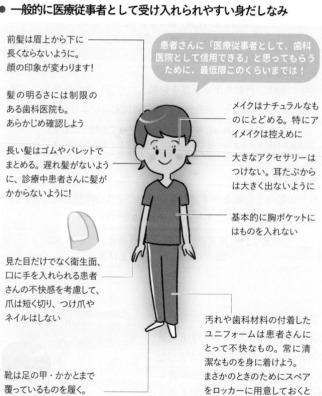

前髪は眉上から下に
長くならないように。
顔の印象が変わります！

患者さんに「医療従事者として、歯科医院として信用できる」と思ってもらうために、最低限このくらいまでは！

髪の明るさには制限の
ある歯科医院も。
あらかじめ確認しよう

メイクはナチュラルなものにとどめる。特にアイメイクは控えめに

長い髪はゴムやバレットで
まとめる。遅れ髪がないように、診療中患者さんに髪がかからないように！

大きなアクセサリーはつけない。耳たぶからは大きく出ないように

基本的に胸ポケットにはものを入れない

見た目だけでなく衛生面、
口に手を入れられる患者さんの不快感を考慮して、爪は短く切り、つけ爪やネイルはしない

汚れや歯科材料の付着したユニフォームは患者さんにとって不快なもの。常に清潔なものを身に着けよう。まさかのときのためにスペアをロッカーに用意しておくとさらに GOOD！

靴は足の甲・かかとまで
覆っているものを履く。
かかとを踏み潰さないこと

言葉づかい

言葉はその人の印象を大きく左右します。相手が患者さんでも、他のスタッフでも、仕事の場では粗暴な言い回しや若者言葉での会話を避けることはもちろん、普段なにげなく使用している言葉についても、丁寧語、尊敬語、謙譲語の違いを正しく理解し使い分けるようにしましょう。

● 丁寧語

日常的に使う、「です」「ます」を語尾につける言葉。なお「丁寧」とはいえ、これだけ使っていれば相手が敬意を感じるとは限らない

> 「ありがとう」➡「ありがとうございます」
> 「お会計」➡「お会計です」

● 尊敬語

相手の動作、行動を示す言葉を修飾したり言い換えたりして、相手を立てる言葉。自分の動作や行動には使わないようにする

> 「言う」➡「おっしゃる」　「帰る」➡「お帰りになる」
> ※院長の行動を患者さんに伝えるときは、尊敬語でなく謙譲語を使いましょう。
> （例）院長が来る ➡ ○「院長が参ります」 ✕「院長がいらっしゃいます」

● 謙譲語

自分の動作や行動を示す言葉をへりくだるよう修飾したり言い換えたりして、相手を立てる言葉。相手の動作や行動には使わない

> 「言う」➡「申す」　「来る」➡「参る / うかがう」
> 「知っている」➡「存じ上げる」

言葉の使い方が合っていても、声の調子が強すぎたり、平坦すぎる言い方をしたり、表情に冷たさがあったり、あるいはまるでマニュアルを読んでいるかのような一律の表現を使うのも望ましくありません。

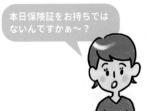

本日保険証をお持ちではないんですかぁ〜？

好印象になる / 悪印象にならない心配り

● あいさつは誰にでもハキハキと

コミュニケーションや人間関係の基本です。「おはようございます」「ありがとうございます」「申し訳ございません」「失礼しました」など、自分から声をかけるようにしましょう。

● 個人情報や患者さんに伏せるべき話題は筆談で

スタッフ同士で患者さんに聞かれないように話をしなければならない場合は、メモを書いて渡すなど工夫しましょう。患者さんの不安や不信を生まないよう、ひそひそ話をすることは慎みます。

● 大きな音を立てない、ばたばたと走り回らない

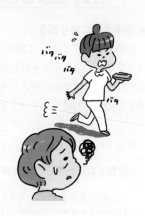

治療を受ける患者さんは緊張していたり、過敏になったりしています。そのような患者さんの近くでものを落下させてしまい大きな音を立てたり、ばたばたしていると、患者さんをびっくりさせたり、いらいらさせてしまいます。できるだけ静かに行動し、大きな音を立てたら「失礼しました」と声をかけましょう。

● 避けるべき表現

人の社会的背景や身体的特徴を軽蔑して表す言葉だけでなく、何気ないような言葉でも、性別、年齢、職業などの属性や背景によって、患者さんの尊厳や心をひどく傷つける可能性があります。よく理解・留意したうえで業務にあたりましょう。

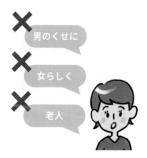

✕ 男のくせに

✕ 女らしく

✕ 老人

2 患者さんとの接しかた

● 患者さんがなぜ来院したかをふまえ対応しよう

患者さんは、歯科医院にいるスタッフを「お口の健康や疾患、患者さん自身についてよく熟知し、扱いの慣れている人」だと思って通院してきます。そして初診の患者さん、再来院の患者さん、年齢層などによって、歯科医院に対する気持ちの準備や慣れが異なります。相手が好印象をもつであろうポイントを押さえた対応が必要となります。

1 一般的な患者さん対応の注意点

● 患者さんに寄り添う

患者さん対応において歯科医療関係者に最も必要なのは、ホスピタリティーです。不安を感じながら来院されている患者さんを思いやる気持ちが大切です。安心感を与えるよう、患者さんに寄り添い、患者さんの気持ちになって考えましょう。

患者さんの気持ちに寄り添った声かけの例

・診察をお待たせしてしまう場合

> 申し訳ございません。あと〇分くらいお待ちいただきますが、ご都合はよろしいでしょうか

・痛みがあり急患来院された患者さんに

> 痛かったですね。がんばられましたね。

・事故などで電車の遅延があった場合

> 大変でしたね、お疲れになられていませんか

● 患者さんの話をよく聞く

患者さんの訴えはできるだけていねいにしっかりと聞いてあげましょう。また患者さんとの距離を少し縮めることも、通院しやすい雰囲気づくりに必要です。

患者さんの社会的背景がわかってくれば、プラークコントロールの指導などにも役立ちます。

動画をチェック！

#2

患者さんの歯の悩みだけでなく生活背景も聞いておくと、ひとつの型にはまった対応や指導ではなく、ブラッシングができない環境や忙しさを考え合わせた、それぞれの患者さんに合った指導や提案ができるようになります。患者さんの信頼度・満足度もアップ！

話しかけるときは斜め45°の位置からがベター

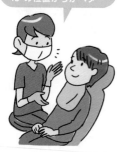

● 一定の距離は保つ（親しき仲にも礼儀あり）

親しみやすさは必要ですが、「親しき仲にも礼儀あり」ということも念頭に置いて、一定の距離は保つようにしましょう。あまり距離を縮め過ぎると内心嫌な思いをされる方もいらっしゃるかもしれません。

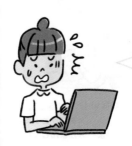

今はクチコミサイトやSNSなど、歯科医院に対する評価や批判が簡単に多くの人の目に触れる場所に書き込まれる時代です。対応を誤ればネガティブな印象を与え、それが実際を知らない人にまで拡散してしまうことも考えられます。患者さんとの適切な関係性は、患者さんに気持ちよく来院していただくために大切なことです。

2 小児患者さん対応の注意点

　小児患者さんは心身ともに発育途中にあり、歯科への不安や恐怖を抱いて来院します。そのため、患者さんの気持ちが和らぐような対応が必要です。また保護者と信頼関係を築き協力を得ることで、治療を円滑に進めることができます。

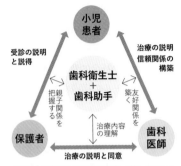

一般社団法人全国歯科衛生士教育協議会(監修)、大嶋隆、森崎市治郎、山田小枝子、白鳥たかみ、水上美樹(編)、最新歯科衛生士教本 小児歯科 第2版. 東京：医歯薬出版, 2021. より引用改変

小児患者さんへの接し方

● 診療室への誘導

　入室時は笑顔であいさつし、患者さんの名前を呼んで誘導します。行動の様子や話し方、表情などから不安や緊張度、協力性を観察します。また体型や顔色から全身の健康状態を観察します。

動画をチェック！

#3

● 小児患者さんへの声かけ

　小児は、歯科治療に恐怖心をもっていても言葉でうまく表現できません。大人からこまめに声かけをして不安や警戒心を軽減します。

　治療中は優しくゆっくり大きな声で話しかけます。3歳未満の低年齢児は言葉でのコミュニケーションが難しいため、手早く治療を終わらせます。終わったらたくさん誉めることで自信につながります。

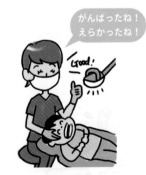

がんばったね！
えらかったね！

怖がらせない！

×注射　　　×チクッとするよ
×痛くないよ　×がまんしてね

● わかりやすい言葉で説明

患者さんが治療を受け入れやすいように、歯科用語は小児にわかりやすい簡単な言葉に言い換えます。

歯科用語	代用語
エアーシリンジ ➡	風、風さん
バキューム ➡	掃除機
タービン ➡	ジェット機
ラバーダム ➡	マスク、レインコート
局所麻酔 ➡	歯の眠り薬

● Tell Show Do 法

これから行うことをわかりやすい言葉で伝え(tell)、使う器材を見せ(show)、体験してから説明したとおりの治療を行います(do)。

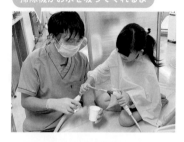

掃除機がお水を吸ってくれるよ

● モデリング法

きょうだいや他の患者さんが協力的に治療を受ける様子を見学してもらい、同じ行動をうながします。

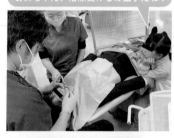

お姉ちゃん、治療受けるの上手だね！

● 安全な治療を心がける

小児は長時間の治療をがまんすることができないため、過不足なく器材の準備をし、術者とアシスタントでフォーハンドシステム※にて要領よく治療を行います。またアシスタントは患者さんの体に軽く手を添え、急な動きや体動を防ぎます。

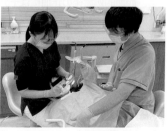

※フォーハンドシステム：歯科医師の両手とアシスタントの両手の4つの手が連携して器具の受け渡しなどを行い、効率よく治療を進める方法

3 有病患者さん対応の注意点

　有病患者さんの歯科治療で気をつけなければならないのは、主に「感染」と「出血傾向」です。問診と医科の主治医による診療情報提供書から、歯科治療を行う際に必要な情報を得ていきます。

#4

疾病別・注意すべきポイント

● 糖尿病
　免疫が低下しているために易感染性（感染症にかかりやすい状態）であるため、抜歯を行った後の抜歯窩の治癒不全、う蝕・歯周病の重篤化、全身的な菌血症を起こすリスクがあります。そのため、処置後に歯科医師による抗菌薬の投与が必要となります。

● 高血圧症
　血管の壁に血流から強く圧力がかかっていることから、観血的処置時に出血しやすく止血が困難になりやすいため、処置時はモニタリングによって血圧の管理を行うことが推奨されます。

● 心筋梗塞、脳梗塞、肺塞栓、心房細動
　血液が固まるのを防ぐ抗血栓薬（下表）を服用していることが多く、血が止まりにくい場合があるため、観血的な処置後の止血には十分注意をします。

抗血栓薬の一般名	商品名
ワルファリン	ワーファリン
ダビガトランエテキシラートメタンスルホン酸塩	プラザキサ
アスピリン	バイアスピリン
リバーロキサバン	イグザレルト
アピキサバン	エリキュース
エドキサバン	リクシアナ

有病患者さんが来院したら何をする？

● 問診票と問診でのダブルチェック、医科からの診療情報提供書やおくすり手帳で病状を把握する

診療情報提供書の確認から全身疾患についてわかること

・治療がされていない重篤な高血圧、不整脈、糖尿病などがないか

・感染性心内膜炎のリスクが高い疾患の既往がないか
※歯科治療時の血液中への口腔細菌の侵入が、感染性心内膜炎の発症頻度を高める可能性がある

・心筋梗塞の既往があるか

・ペースメーカーが装着されているか

・体幹保持困難であるか

おかしいと思ったら、気になるところがあったら、院長や歯科医師に相談しましょう！

● 有病患者さんの治療中は、気分が悪くないか患者さんへこまめに声をかけ、顔色や汗など様子がおかしくないか観察する

● 患者さんの持病が、歯科治療時に用いる器具や薬剤などに留意する必要のあるものかを把握する（あらかじめ薬剤の飲み合わせなどを理解しておく）

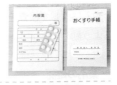

● 血圧や心拍数、動脈血酸素飽和度などの測定が可能なモニタリング機器を準備する（あらかじめ準備や扱い、どんなバイタルサインが表示されると危険なのかについて習熟しておく➡ 214 ページ参照）

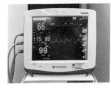

● 患者さんが急変したときの対処法を理解しておく（212 ページ参照）。

23

4 高齢患者さん対応の注意点

　高齢者は複数の全身疾患に罹患している可能性が高く、歯科治療時の急変リスクを減らすためにも、事前の全身状態の把握が重要となります。治療が発作などにつながる患者さんは、モニタリング機器でバイタルサイン(脈拍・呼吸・体温・血圧・意識)を確認しながら歯科治療を行います(214ページ参照)。

動画をチェック!

#5

確認すべき項目

● 全身疾患の確認

　問診では疾患名、発病時期や症状、手術や治療を行った病院名や治療経過などについて確認します。有病者は「有病患者さん対応の注意点」(前ページ)と同様に対応します。高齢患者さんは、自分で「健康だ」と言っていても、健康診断を受けていないことがあるため、自己申告をむやみに信じず検査をまず受けるよう勧めましょう。

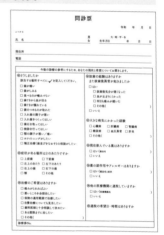

● 薬剤の確認

　おくすり手帳を持参してもらうか、毎日飲んでいる薬剤を持参してもらって薬名を記録します。常用しているサプリメントや健康食品についても聞いておくと、う蝕や酸蝕歯のリスクに思い当たるかもしれません。

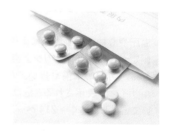

● 嚥下機能の確認と対応

高齢者では処置中の誤嚥に注意する必要があります。むせることが多いか、普段の歯科治療の様子をよく観察します。問題があるようなら、処置中は咽頭に溜まった唾液や切削時の水・血液をこまめにバキュームで吸いましょう。

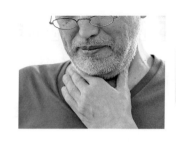

高齢患者さんの接遇とコミュニケーション

● はきはき大きな声で、尊敬の念を表しつつ対応

高齢患者さんには耳が遠かったり、老化や認知機能の低下で人の話していることをすぐに理解できない方がいます。聞き返されることが通常と考え、はきはき大きな声で話を伝えましょう。また自分は目上だと思う方も多くいます。いつも敬意を払いつつ対応しましょう。

● 足腰の弱い患者さん、車いすの患者さんは

杖をついている患者さんでも、実は本人は助けはいらないと思っていることがあります。むやみに手伝わず、危険が迫ったり要請されたら介助を申し出ましょう。車いすの患者さんは、診療でどの程度の介助が必要か、事前に本人や家族によく情報を聞いておきましょう。

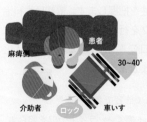

図は右半身麻痺の場合。左半身が麻痺している場合は左右逆となる。移乗に必要なスペースを確保しておくこと

❶車いすはユニットに対して30~40°、患者さんの健側(麻痺がない側)に置き、車輪についているストッパーをかける

❷介助者は麻痺側に立っていつでも介助できるよう待機する

❸患者さんを抱える場合は腰を落として坐骨の下に両手を入れ、患者さんに介助者の方へ前傾してもらうよう伝えもたれかかってもらう。坐骨の下の手で体を持ち上げ、患者さんの足を軸に車いすの方向に回転させ、車いすの座面にお尻が向いたらゆっくりおろす

5 障害をもつ患者さん対応の注意点

　障害をもつ患者さんが来院されたときには、その患者さんがもつ障害の特徴を理解して対応することが重要です。

臨床で遭遇する障害例とその特徴

● 知的能力障害
一般に知的障害といわれます。出生時、あるいはその直後から知能のはたらきが明らかに標準以下で、一般的な日常生活が難しい状態です。知的レベルはさまざまで、成長発達でも変化します。

● 自閉スペクトラム症
社会的コミュニケーション障害があり、こだわりが強く、感覚過敏を有するときもあります。ストレスや本人が理解できない刺激でパニックが起こることがあります。

● 脳性麻痺
受胎〜新生児期に何らかの原因で受けた脳の損傷によって生じた運動障害のことを指します。知的能力障害やてんかんを合併することもありますが、すべての患者さんに見られるものではありません。

各障害例への対応

● 知的能力障害
まずは歯科治療がどこまで可能か適応性を把握します。最初は歯科治療が無理でも、成長発達やトレーニングを行ったりすることで可能になります。う蝕のリスクが高いため、口腔清掃が不良な場合は本人とともに保護者への口腔衛生指導も行いましょう。

適応性の診断順序例：以下の順にどこまで許容できるかを見る

診察台への移乗 ➡ 歯ブラシを口に入れて磨く ➡ ライトで口を照らす ➡ ミラーを口に入れる ➡ プローブを口に入れる ➡ エアーを口の中に当てる ➡ バキュームを口に入れる ➡ 切削器具を歯面に当てる

● 自閉スペクトラム症

診察やブラッシング指導には、絵カードなどの視覚支援が効果的です。どうしても治療が困難な場合は、全身麻酔を使用した歯科治療を行います。

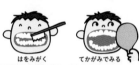

はをみがく　かがみでみる
はをみがく　てかがみでみる

絵カードを使った視覚的な治療説明

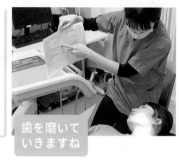

歯を磨いていきますね

● 脳性麻痺

運動障害の型(アテトーゼ型：ねじる動きが起こる / 痙直型：こわばる / 固縮型：固まる / 失調型：ふるえなどが起こる / 混合型)やどのような合併症を有しているか把握します。筋肉の緊張が強い場合はチェアや頭位・姿勢を調整し体が弛緩するようにします。

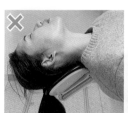
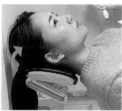

[頭位の調整]
ヘッドレストは下げない(患者さんの頭部が後方に反らないようにする)。頭部を前方に屈曲させるようにすると緊張が緩みやすい

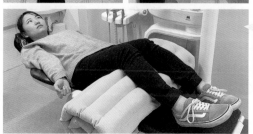

[姿勢の調整]
ひざ下にマットやクッションを入れて股関節と膝関節を屈曲させると、姿勢の緊張が緩和される

27

6 日本の生活に慣れていない患者さんへの対応

　海外から移住して間もない方や、日本を訪問されている方が歯科医院に来院されることも珍しくありません。急患の場合も少なくなく、どのような治療を受けるのか不安は大きいはずです。安心して治療を受けていただくために、以下の点に気をつけて対応しましょう。

日本の生活に慣れていない患者さんにはこう接しよう

- 英語より簡単な日本語の方が通じやすいこともあるため、どの言語がお互いにとって良いか確認する

- 英語や、簡単な日本語の問診票を用意しておくと役立つ。話す・聞く・読む・書くのさまざまな方面から情報を収集する

- 治療の流れを図にしたプリントを用意する、あるいはタブレットに保存しておき提示するなどしてもよい

- 患者さん本人は日本語が話せなくても、周りに日本語が話せる家族、友人などがいる場合もあるため、特に初診や治療開始前には一緒に来院してもらう

- 中には保険証を持っていない患者さんもいるため、事前の確認が必要である。また保険証がない場合、どのような治療と請求の流れになるかを具体的に伝える

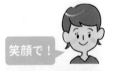

笑顔で！

指さし会話帳や翻訳アプリで対応の工夫を

　他言語を母語とする患者さんの来院に備え、指差し会話帳（右ページ以降参照）を備えておくのもひとつの手です。こうしたツールを使って患者さんにこれから何をするのか伝えておくと、治療がしやすくなるでしょう。また、スマートフォンやタブレットに翻訳アプリをダウンロードしておき、会話を試みてもいいでしょう。

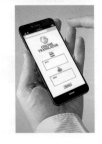

● 指さし会話帳の例

「きょうは どうしましたか?」

| 英語 | How can I help you? |
| 中国語 | 我怎么帮你? |

動画をチェック!

※英語のみ　#7

は が いたい
Painful tooth
牙疼。

は が ずきずき する
Throbbing tooth
牙齿会摇动。

ほほ が はれた
Swollen cheek
脸肿了。

かむ と いたい
Biting pain
嚼东西时很疼。

は が しみる
Sensitive tooth
牙齿敏感。

はぐき から
ち が でる
Bleeding gums
牙龈出血。

は が ぐらぐら する
Loose tooth
牙齿会摇晃。

はぐき が はれた
Swollen gum
牙龈肿。

は が かけた
Chipped tooth
牙齿缺角。

は が おおきく
かけた
Broken tooth
牙齿缺角一大块。

つめもの が とれた
Lost filling
修复体掉了。

は が よごれて いる
Stained teeth
牙齿染色了。

たべられない /
のめない
can't eat / drink
不能吃 / 喝。

かめない
can't bite /
can't chew
不能咬 / 咀嚼。

くち を おおきく
あけられない
can't open mouth
wide
嘴巴张不开。

※簡潔に示すために、各語の構文は厳密には一致していません。

「あなたは……になっているようです」

| 英語 | In my opinion, you have.... |
| 中国語 | 你可能有 .... |

※ .... には以下のような病名や状態の説明が入ります。

むしば
caries
齲歯

ひどいむしば
deep caries
深齲

は の しんけい が
しんでいる
a dying pulp/nerve
牙髓坏死

は に ひび が
はいっている
a cracked tooth
牙裂

ちかくかびん
dentine
hypersensitivity
牙本质过敏

はぐき の はれ
（えんしょう）
gingivitis
(gum inflammation)
牙龈炎（牙龈发炎）

は の まわり の
ほね が とけている
periodontal disease
牙周病

は が かけている
a chipped tooth
牙齿缺角

は の ね が
おれている
a root fracture
牙根裂

むしば が しんけい
まで いっている
caries which has
reached the pulp/nerve
已经到达牙髓 /
神经的齲齿

は が すりへっている
tooth wear
牙齿磨损

つめもの / かぶせもの
が こわれている
a filling/crown
which has broken
牙齿修复体 /
牙冠已破裂

けずって つめなくては
ならない
...and you need
drilling and filling
必须磨除, 重新修复

は の しんけい を
とらなくては ならない
...and you need
root canal treatment
牙的神经必须移除

は を ぬかなくては
ならない
...and you need
tooth extraction
必须拔牙

「そうしてもいいですか?」

| 英語 | Would it be fine with you? |
| 中国語 | 这样可以吗 ? |

● 治療に必要な声かけ

「おくち を ゆすいで ください」

| 英語 | Please rinse your mouth. |
| 中国語 | 请漱口。 |

動画をチェック!
※英語のみ　#8

「なにか あれば ひだりて を あげて ください」

| 英語 | If you are uncomfortable, please raise your left hand. |
| 中国語 | 如果你不舒服，请举起你的左手。 |

「カチカチ して ください（かんで ください）」

| 英語 | Tap your teeth together, please. |
| 中国語 | 请咬紧牙关。 |

「ギリギリ して ください（はぎしり して ください）」

| 英語 | Grind your teeth from side to side, please. |
| 中国語 | 请左右磨牙。 |

● 診療後の注意事項

「くち を ゆすがないで ください」（抜歯後など）

| 英語 | Please don't rinse your mouth. |
| 中国語 | 请不要漱口。 |

「いちじかん、しょくじ は しないで ください」

| 英語 | Please don't eat (or drink) for one hour. |
| 中国語 | 请一小时不要吃东西（或喝东西）。 |

「は に くっつきやすい もの や かたい もの を たべないで ください」

| 英語 | Please don't eat anything sticky or hard. |
| 中国語 | 请不要吃任何粘稠或坚硬的东西。 |

「ひだり で もの を たべないで ください」（左側に麻酔をした後など）

| 英語 | Please be careful not to eat on the left side. |
| 中国語 | 请注意不要用左边吃东西。 |

3 | 受付業務と来院対応

1 患者さんの来院～退出まで

来院から退出までスムーズな流れをつくる

患者さんの来院

受付

診療（診療室へ）

診療終了（受付へ）
会計、次回予約

患者さんの帰宅

受付は、患者さんの来院から診察、退出までの流れのリード、電話対応、カルテ出し、カルテや業務記録の作成、院内設備管理、技工物や歯科材料などをはじめとする荷物の集配、待合室の環境整備といった多岐にわたる役割を担います。まずは患者さんの来院～退出までの流れを覚えて、必須事項についてうっかり確認を忘れるといったことがないようにしましょう。

❶ 来院、受付（初診の場合）

- ● 患者さんの主訴をうかがう
  （来院の理由、今一番困っていること）

- ★ 健康保険証の確認
  （住所、氏名、生年月日を確認。すぐ返す方が望ましい）

- ★ おくすり手帳の確認
  （必要に応じてコピーする。確認・コピー後はすぐ返すのが望ましい）

- ● 問診票の記入を依頼
  （受け取った問診票は丁重に扱う）

※★は2回目以降の来院（再診）時にも行う（月に1回）
※予約なしの来院の場合、歯科医師や歯科衛生士に患者さんが来たことを伝え、診療可能か、可能になる時間はいつかを聞き、患者さんへ回答する（急患対応は44ページ参照）

❷ 診療室へ（時間や順番に応じて案内）

● チェアユニットへ誘導

① 待合室にいる患者さんに向かってフルネームで呼ぶ

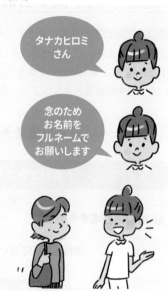

タナカヒロミ
さん

② 患者さんが近づいてきたら、もう一度氏名の確認をする（誤認を防止するためには、患者さん自身に名乗ってもらう方がよい）

念のため
お名前を
フルネームで
お願いします

③「こちらへどうぞ」と声をかけ、診察室のドアを開けて患者さんを通し、患者さんの前を歩いてユニットまで連れて行く

❸ 診療終了、会計、次回予約、患者さんの帰宅

● 歯科医師・歯科衛生士からの申し送りを伝える

● 作成した診察券を渡し（再診の場合は預かった診察券を返す）、次回の予約を確認する

● 会計を行う。自動支払機の場合は機械の場所まで誘導する

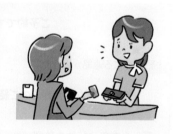

・ 健康保険証やおくすり手帳は、最も守秘義務の重要度が高い、疾患に関する個人情報がつまった書類である（38 ページ参照）ため大切に扱い、内容の確認が終わったらすぐに返すようにしておくと、返し忘れなどが生じにくくなる。

・ 受付は歯科医院の顔といえる場所で、歯科医院への印象は受付で決まることもある。清潔な身なりと笑顔で患者さんをお迎えしよう（15 ページ参照）。

2 電話予約や問い合わせの対応

　電話は初診の患者さんにとって歯科医院の印象を決める、初めての会話となります。明るくハキハキした声で対応することで患者さんの不安を解消し、来院のハードルを下げましょう。また患者さんの言っていることを聞き落とさないよう、必ずメモを取りましょう。

通常の電話予約の流れ

電話がかかってくる

❶ 歯科医院名を名乗る

はい、○○歯科医院でございます

❷ 患者さんからの話をうかがう

以下の情報を収集します。

・予約か / 急患か(急患の場合は 44 ページへ)

ご予約ですか?

・紹介による連絡かどうか

どなたかからのご紹介でしょうか?

・痛みの有無や状態の確認
・どんな診療を希望か

どのような症状ですか?
どのような治療をご希望ですか?

❸ 歯科医院からの確認事項を伝える

・予約カレンダーを確認しながら、曜日や時間帯、いつなら来院可能かを伝える

来週の○曜日、△月×日の＊時はいかがででしょうか？

いつでしたらお時間がおありでしょうか？

・氏名と電話番号（できれば携帯電話の番号）をうかがう

**お名前をフルネームで、またできれば
携帯電話の番号をいただけますでしょうか**

・聞いた名前と電話番号を復唱して確認

○○××様、電話番号は 080-1234-5678 ですね

・最後に再度日時の確認をする

**それでは来週の○曜日、
△月×日の＊時にお待ちしております**

・当日は健康保険証やおくすり手帳を持ってくるよう伝える

**初めての来院ですので保険証と、
おくすり手帳もありましたらお持ちください**

・できれば予約時間より少し早めに来院してもらうよう伝える

**初めての方には診察のための書類を
つくりますので、時間より少し早めに
来ていただけると助かります！**

電話対応における言葉づかい

● 電話に出るまでに時間がかかってしまったとき

　　「お待たせいたしました、○○歯科医院でございます」

● 患者さんを待たせるとき

　　　　「少々お待ちくださいませ」

● 患者さんにひと手間をお願いするとき
　　　「大変恐縮ですが」「お手数をおかけします」
　　　とひとこと添えてから用件を伝える

● 患者さんの希望に沿えないことを伝えるとき
　　　「申しわけございません」「あいにくですが」と
　　　ひとこと加えてから希望に沿えないことを伝える

● 声が聞こえづらいとき

　　　「恐れ入りますがお電話が遠いようですので、
　　　もう一度おうかがいしてもよろしいでしょうか」

● 電話を切るとき

　　「それでは当日お待ちしております。失礼いたします」

● こちらから電話をかけて相手が出たとき

　　「○○歯科医院受付の××と申します。
　　△△様のお電話で間違いないでしょうか」

問い合わせやトラブル電話の対応法

● 診療中に院長や歯科医師あての電話がかかってきたら

① 「診療中なのですが、ご用件はなんでしょうか」と電話の用件を聞く。急ぎでなければ指定の時間にかけ直してもらうか、こちらから電話をかけると伝える

あるいは

② 相手の氏名、会社名、用件を聞いたうえで院長や歯科医師に伝え、指示を得る

受付業務と来院対応

● 営業電話への対応

・相手の氏名、会社名、用件を聞き、院長あるいは歯科医師に伝える（院長や歯科医師の知人を名乗る場合がある）

・何度もかかってきたり、歯科医師に伝える必要のない場合は、「診療にかかわる電話以外はお取り次ぎできません」などと言ってはっきり断る

● クレーム対応

・まずは相手の言っていることを中断せずにメモをとりながら最後まで傾聴する

・その後相手の言ったことを復唱して、内容が合っているか相手に確認する

※人は自分の言ったことを相手に繰り返されると、怒りが落ち着いてくる場合がある。不快な思いに対して謝罪はするが、内容も確認せずにただ謝るばかりでは逆効果となることもある

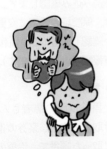

・すぐの対応が難しい場合は「申し訳ありませんが院長が診療中ですので、折り返しお電話させていただきます」と返答し、連絡先を確認して一度電話を切る

・相手が興奮していて怒鳴っていても、それに引きずられないよう落ち着いて対応する

3 来院時の書類の取り扱い

　来院した患者さんを診察するには、健康保険証をはじめさまざまな治療のための情報をやりとりする必要があります。そうした情報が記載された書類は適切に取り扱わないと、トラブルになったり、スムーズに業務を進めることができなくなったりします。どういったものをやりとりし、どのように扱うのか、把握しておきましょう。

来院した患者さんからお預かりする書類

● 健康保険証（健康保険被保険者証）

　公的医療保険の被保険者に配布されるカード型加入証明書です。初診時は記号・番号・有効期限・保険者番号などの情報を正しくカルテ（1号用紙）に写します。電子カルテではスキャナで読み込み確認します。再診では、保険証の情報に変更がないか確認します（この情報から診療報酬請求を行います）。

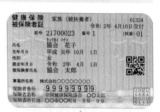

今後、マイナンバーカードを健康保険証として利用できる歯科医院も増えていくとみられます

画像：全国健康保険協会 https://www.kyoukaikenpo.or.jp/g3/cat320/sb3160/sbb3160/1939-189/ より転載

● 診察券

　再診以降の患者さんから受け取ります。診察券の番号や受け取った順番で、治療の順番や次回の予約、カルテなど院内の書類を管理することがあります。初診の患者さんには、治療が終わるまでの間につくっておき、会計時にお渡しします。

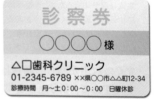

● 問診票（健康調査票）

初診の患者さんに記入してもらう用紙で、来院のきっかけ（主訴）や生活習慣、すでにかかっている病気や飲んでいる薬、アレルギー、治療への要望などを記入してもらいます。

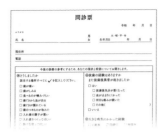

● 医療証

公費負担医療制度（医療費の全部または一部を国や地方自治体が負担する制度）を利用する患者さん（小児など）の場合、持参してもらい確認します。

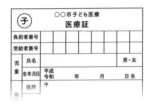

● おくすり手帳

内服薬がある場合、正確な情報を知るためにおくすり手帳のコピーを取らせてもらいます。薬が変更されることもあるため、再診以降も確認しましょう。

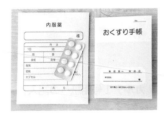

● 患者さんが帰るときに渡すもの（例）

必ずお返しするもの	指示にしたがってお渡しするもの
・健康保険証 ・診察券（次回の予約をとって日時を記載） ・支払い後、領収証	・歯科疾患管理料に係る管理計画書 ・歯科衛生実施指導説明書 ・投薬がある場合、薬に関する説明書 ・クラウンブリッジ維持管理説明書 ・検査があった場合、その結果用紙 ・新義歯指導説明書 ・口腔衛生用品を購入した患者さんにはその説明書 ・診療情報提供書

4 カルテ（歯科診療録）の作成

　診療報酬を請求したり、治療の内容を記録（カルテは治療内容を証明する法的資料ともなります）するための、非常に重要で不可欠な業務です。カルテの取り扱いは歯科医師法などによって厳格に定められています。原則にしたがって作成・管理しましょう。

カルテの作成手順

❶ 用紙の選択

保険証を確認し、保険に合わせてカルテ1号用紙（様式第一号とも）を選択します。

・社会保険本人は「黒」
・社会保険家族は「赤」
・国民健康保険は「青」「緑」
（地域により異なる）

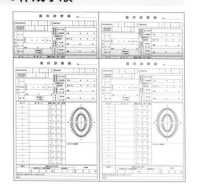

❷ カルテ1号用紙への記入／内容確認

住所、公的医療保険の情報等を健康保険証、問診票からカルテ1号用紙に書き写します（緑枠部分）。再診の場合はお預かりした健康保険証の情報とカルテの内容が同じかよく確認します（記号番号と有効期限は特に注意します）。赤枠部分は、1号用紙に続くページとなるカルテ2号用紙（様式第二号とも）と同

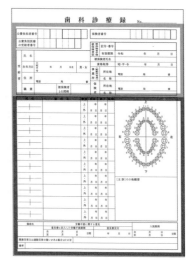

様に、診療の記録に用いる部分です。歯科医師が記入するか、歯科医師が読み上げた情報をアシスタントが記載していきます。2号用紙には、歯科医師が治療した内容と、その診療報酬点数が記入されます(102ページ参照)。

(102ページ参照)

		3頁　9110　歯科 太郎		
日付	部位	療法・処置	点数	負担金徴収額
R3年6/16		歯科再診料	53	
		明細書発行体制等加算	1	
		再診時外来診療環境体制加算1	3	
		S：前回治療後痛みがなくなった		
		O：4|仮封脱離なし、自覚症状なし		

カルテは改ざん防止のため1文内で改行してはならないという決まりがある。1文が長く枠からはみ出る場合は次の枠へ続けて記入する

受付業務と来院対応

● **カルテの基本情報**

・カルテは1人の患者さんに1部作成し、継続してページを増やしていくもので、来院ごと・初診ごとにカルテを作り直すことはない

・作成方法には手書きとレセプトコンピュータへの入力がある。手書きの場合、記入には鉛筆やシャープペンシルは使わず、黒のペンにて行う。訂正は二重線のみで行う

・治療終了日から5年間の保存義務がある(歯科医師法)

・患者さんの氏名・住所・保険証に変更がある場合は、変更箇所に新しい用紙をのりづけして記載し、変更前の情報がわかるようにする

● **カルテの保管方法**

提供文書の写しや検査表等(下記参照)と一緒に、患者さんごとにまとめて保管しましょう。患者番号順に整理すると、翌日のカルテの準備や急患来院時のカルテ検索がスムーズに行えます。

・歯科疾患管理料に係る管理計画書(写し)
・歯科衛生実施指導説明書(写し)
・クラウンブリッジ維持管理説明書(写し)
・新義歯指導説明書(写し)
・診療情報提供書(写し)
・技工指示書(控え)
・歯科衛生士業務記録
・歯周病検査表

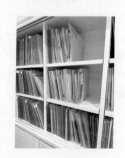

5 会計業務とアポイント

会計業務

患者さんが治療を終えた後の会計業務は、❶治療費領収と領収証発行 ❷指導書類等の写しのお渡し ❸次回予約・診察券のお渡し ❹カルテの保管 という手順で行います。

❶ 治療費領収と領収書発行

カルテ2号用紙(102ページ参照)には、前回の治療の続きとなるよう間を空けずに今回の治療内容を印刷します。治療費を確認し、患者さんに金額をお伝えし、支払っていただきます。正しく領収できたら領収書を発行してお渡しします。基本的に明細書も印刷しお渡しします。

日付	部位	療法・処置	点数	負担金徴収額
R3年6/16		歯科再診料	53	
		明細書発行体制等加算	1	
		再診時外来診療環境体制加算1	3	
		S: 前回治療後痛みがなくなった	-	
		O: 4仮封脱離なし、自覚症状なし	-	
		A: 症状改善、インレー合着へ	-	
	4	金銀パラジウム(金12%)	623	
	〃	インレー小臼歯(複)	〃	
		面 =OD	45	
		装着料	17	

❷ 指導書類等の写しのお渡し

診療内容によって、歯科医師や歯科衛生士から患者さんに自宅で日常的にやっていただきたいこと、気をつけていただきたいことを記した指導書類をお渡しすることがあります。担当歯科医師や歯科衛生士の指示のもと、忘れないようにお渡ししましょう。

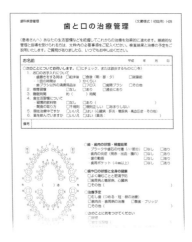

❸ 次回予約・診察券のお渡し

　担当歯科医師や歯科衛生士に確認し、次回の予約をとります。次回の予約時にセットすべき技工物がある場合は、納品日以降になるように注意しましょう（下図）。予約日が決まったら診察券の裏に記載し、患者さんにお渡しします。

技工物の納品例：日曜日と祝日が休みの歯科技工所で、
納品まで中4日（休日を除く営業日で4日間かかること）の場合

曜日	月	火	水	木	金	土	日	月(祝)	火
技工物1	回収	1	2	3	4	納品	休み	休み	
技工物2		回収	1	2	3	4	休み	休み	納品

● 効率的な予約の聞き方

　まず、次回予約はいつごろがよいか、次回の診療内容は何か、歯科医師や歯科衛生士に確認してから患者さんに予約日を提案します。

　漠然と「いつが良いですか?」と聞くのではなく、「一番早い日時ですと○日○時ですが、ご都合はいかがでしょうか?」「3ヵ月後の○月の第2週あたりはご都合いかがでしょうか?」というように、ある程度候補日を絞ると効率的です。

❹ カルテの保管

　「お大事になさってください」と患者さんを見送ったら、すぐにカルテを所定の位置に戻す作業をします。2号用紙は、両面印刷が終わったものからページの裏表に気をつけながらのりづけします。提供文書の写しや検査表等と一緒に、患者さんごとにまとめて保管しましょう。

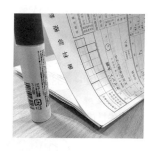

43

6 急患が来たら

　急患で来院される患者さんは、痛みがあるなど、今すぐ治してほしいという急いだ気持ちをもって来院されます。突然の予定でも予約患者さんと同じくていねいに、そして患者さんの気持ちに寄り添った対応をするよう心がけましょう。

動画をチェック!

#9

よくある急患の例

　急患の患者さんはさまざまな理由で連絡・来院されます。口頭での説明からどんな状況であるか把握できるよう、各症状とその病態、補綴装置の構造などをしっかりと頭に入れて対応しましょう。

- **脱離**（クラウン / インレー）➡ 126 ページ参照
- **義歯関連**（義歯破損 / クラスプの緩み / 義歯の不適合 / 床下粘膜異常 / 咬合不調和など）➡ 157 ページ参照
- **コンポジットレジン脱離、歯の破折**（前歯部では審美障害 / う蝕の可能性もあり）
- **口腔粘膜の痛み**（アフタ性口内炎 / その他口腔外科的疾患）➡ 182 ページ参照
- **腫脹**（急性根尖性歯周炎 / 歯周炎の急性発作 / 智歯周囲炎など）
- **転倒による歯の脱臼や破折**（特に小児）
- **歯の痛み**

歯原性歯痛	非歯原性歯痛
う蝕 ➡ 124 ページ参照 **知覚過敏** ➡ 133 ページ参照 **歯髄炎** ➡ 136 ページ参照 **根尖性歯周炎** ➡ 136 ページ参照 など	筋・筋膜炎疼痛 / 神経障害性疼痛（三叉神経痛、帯状疱疹性神経痛など）/ 神経血管性痛 / 上顎洞性歯痛 / 心臓性歯痛 / 心因性歯痛 / 特発性歯痛など ➡ 188 ページ参照

急患対応のコツと注意点

● 電話対応・受付の対応

・患者さんの気持ちを理解し言葉に出して対応

急患の患者さんは、電話であれ直接の来院であれ、痛みや腫れ、補綴装置の脱離や歯の破折などであせっていたり、なるべく早く診てもらいたいと思っています。動転して気が立っていることもあるため、患者さんを気づかい落ち着いてもらえるよう注意して対応します。

それはお困りですね、大変でしたでしょう

受付業務と来院対応

・冷静に状況を聴取・把握する

患者さんに配慮しつつも、受け入れる余地があるか院長の判断材料となる「どの歯(場所)が」「どのように」「どうなのか(どう痛いのか)」「その原因となるできごとがあったか」を聴取します。

・その場では断らない

予約が埋まっている場合でも、一度患者さんの主訴をうかがったうえで、まずは院長に相談しましょう。

・来院してすぐ診察になるとは限らないことを伝える

院長の指示で来院していただくことになったら、「他に予約の患者さんがいらっしゃるので、お待ちいただく可能性が大きいと思います。もちろん具合が悪ければすぐおっしゃってくださって結構です」とお伝えし、了承を得るようにした方が良いでしょう。

久々の来院の方は健康保険証をお忘れなく!

● 来院後の対応

・診療の手順を再確認

多くは「一般的な患者さん対応」(18 ページ)に準じますが、「すぐ診てもらえなかった!」と思われないよう、再度予約の患者さんがいるため少し待っていただく必要があること、またすぐに治療に移らず、原因を探るために問診を行うことを伝えます。

院内や診療で使う共通言語として、必ず覚えておきましょう。

1 口腔関連組織の名称

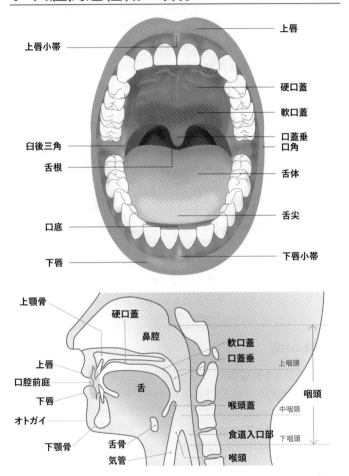

上唇

上唇小帯

硬口蓋

軟口蓋

口蓋垂
口角

臼後三角

舌根

舌体

舌尖

口底

下唇小帯

下唇

上顎骨

硬口蓋

鼻腔

軟口蓋
口蓋垂

上咽頭

上唇

口腔前庭

舌

下唇

オトガイ

喉頭蓋

咽頭

中咽頭

下顎骨

舌骨

気管

食道入口部

下咽頭

喉頭

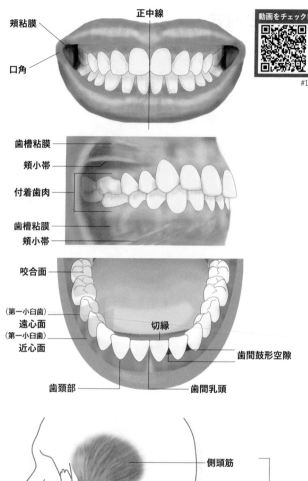

正中線

頬粘膜

口角

動画をチェック!

#10

歯槽粘膜

頬小帯

付着歯肉

歯槽粘膜

頬小帯

咬合面

（第一小臼歯）
遠心面

（第一小臼歯）
近心面

切縁

歯間鼓形空隙

歯頚部

歯間乳頭

歯間鼓形空隙

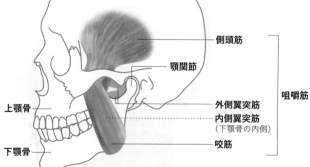

側頭筋

顎関節

咀嚼筋

上顎骨

外側翼突筋

内側翼突筋
（下顎骨の内側）

咬筋

下顎骨

47

2 歯種と歯式

● 永久歯列

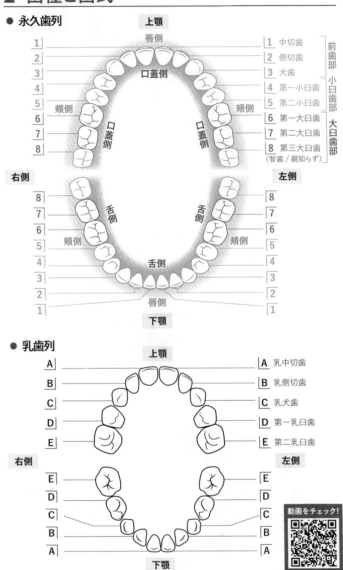

上顎

唇側

口蓋側

頬側　　頬側

口蓋側　　口蓋側

1	中切歯	前歯部
2	側切歯	
3	犬歯	
4	第一小臼歯	小臼歯部
5	第二小臼歯	
6	第一大臼歯	大臼歯部
7	第二大臼歯	
8	第三大臼歯（智歯 / 親知らず）	

右側　　　左側

舌側　　舌側

頬側　　頬側

舌側

唇側

下顎

● 乳歯列

上顎

A	乳中切歯
B	乳側切歯
C	乳犬歯
D	第一乳臼歯
E	第二乳臼歯

右側　　　左側

下顎

動画をチェック！

3 歯周組織と歯の構造

● 前歯部

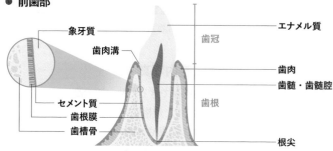

- エナメル質
- 象牙質
- 歯肉溝
- 歯冠
- 歯肉
- 歯髄・歯髄腔
- セメント質
- 歯根膜
- 歯槽骨
- 歯根
- 根尖

● 臼歯部

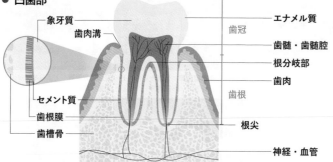

- エナメル質
- 象牙質
- 歯肉溝
- 歯冠
- 歯髄・歯髄腔
- 根分岐部
- 歯肉
- セメント質
- 歯根膜
- 歯槽骨
- 歯根
- 根尖
- 神経・血管

● 歯種別歯根・根管数

歯番	7	6	5	4	3	2	1	1	2	3	4	5	6	7
歯根数	3	3	1	1	1	1	1	1	1	1	1	1	3	3
根管数	3	3-4	1-2	2	1	1	1	1	1	1	1	2	1-2	3-4	3

歯根数	2	2	1	1	1	1	1	1	1	1	1	1	2	2
根管数	2-3	3-4	1	1	1	1-2	1	1	1-2	1	1	1	3-4	2-3
歯番	7	6	5	4	3	2	1	1	2	3	4	5	6	7

4 歯科医院で行う検査と採取資料

初診時、患者さんの口腔内の状態を正確に把握するために、必要に応じて口腔内写真やエックス線写真などの資料を採取します。

口腔内写真

目に見える情報をそのまま保存できるため、質の高い診断や治療計画を立てる際に重要な資料です。規格性のある(いつも同じ条件で撮影された)資料により、治療の効果やメインテナンス時の経過・変化を見ることができます。　(撮影の手順は 88 ページ、資料の保管は 54 ページ参照)

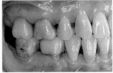

右側側方面観：上下顎右側頬側の犬歯〜最後臼歯まで

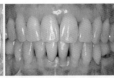

正面観前歯部：正面から見た上下顎両側第一小臼歯間

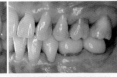

左側側方面観：上下顎左側頬側の犬歯〜最後臼歯まで

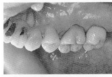

上顎右側口蓋側面観：上顎右側口蓋側の犬歯〜最後臼歯まで

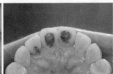

上顎前歯部口蓋側面観：口蓋側から見た上顎両側犬歯間

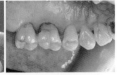

上顎左側口蓋側面観：上顎左側口蓋側の犬歯〜最後臼歯まで

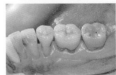

下顎右側舌側面観：下顎右側舌側の犬歯〜最後臼歯まで

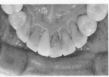

下顎前歯部舌側面観：舌側面から見た下顎両側第一小臼歯間

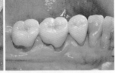

下顎左側舌側面観：下顎左側舌側の犬歯〜最後臼歯まで

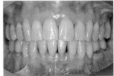

正面観：正面から見た全歯

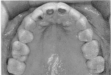

上顎口蓋側面観：上顎歯列弓全体

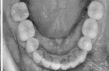

下顎舌側面観：下顎歯列弓全体

エックス線写真

エックス線写真は、肉眼ではわからない、歯や骨の内部の状態を見るために撮影する検査です。う蝕や歯周病の状態、埋伏智歯（親知らず）の状態などを把握します。歯科では主にデンタルエックス線撮影、パノラマエックス線撮影、セファログラム（頭部エックス線規格撮影）、CBCT（歯科用コーンビームCT）が用いられます。

● エックス線機器の放射線量について患者さんに聞かれたら

歯科で用いるエックス線機器から照射される放射線量は非常に少なく、小児や妊婦も含め悪影響はないとされています。しかし被曝に拒否感・恐怖を強く感じる患者さんもいるため、撮影には必ず許可を取り、強く嫌がるようなら無理強いは避けます。

また防護エプロン使用については、患者さんの心理面への配慮という形で用いることがあります。甲状腺が照射野に入る場合は、甲状腺カラーを用います。

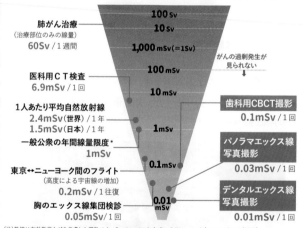

肺がん治療
（治療部位のみの線量）
60Sv / 1週間

医科用CT検査
6.9mSv / 1回

1人あたり平均自然放射線
2.4mSv（世界）/ 1年
1.5mSv（日本）/ 1年

一般公衆の年間線量限度*
1mSv

東京↔ニューヨーク間のフライト
（高度による宇宙線の増加）
0.2mSv / 1往復

胸のエックス線集団検診
0.05mSv / 1回

100 Sv
10 Sv
1,000 mSv（=1Sv）
100 mSv
10 mSv
1 mSv
0.1 mSv
0.01 mSv

がんの過剰発生が見られない

歯科用CBCT撮影
0.1mSv / 1回

パノラマエックス線写真撮影
0.03mSv / 1回

デンタルエックス線写真撮影
0.01mSv / 1回

（注）数値は有効数学などを考慮した概数です。Sv=シーベルト /mSv=ミリシーベルト（シーベルトの 1/1000）
*ICRP 勧告（2007）における管理された線源からの一般公衆の年間線量限度（医療被曝を除く）

東京都歯科医師会．歯科治療のX線撮影は安全です！一放射線と歯科X線撮影のお話一．https://www.tokyo-da.org/images/pdf/1108.pdf, 2011. を引用改変
日本歯科放射線学会防護委員会．歯科エックス線撮影における防護エプロン使用についての指針．https://jsomfr.sakura.ne.jp/wp-content/uploads/2019/09/apron_guideline.pdf, 2015.

● デンタルエックス線写真

　3×4cmほどのフィルムを口腔内に入れて3〜4歯の範囲を撮影する方法で、使用頻度がもっとも多いエックス線写真です。う蝕の深さ、歯槽骨の吸収程度、根尖病変の有無などを細かく見たいときに撮影します。(撮影の手順は92ページ、資料の保管は54ページ参照)

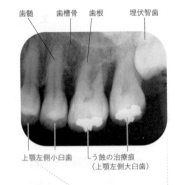

歯髄　歯槽骨　歯根　埋伏智歯

上顎左側小臼歯　　う蝕の治療痕
（上顎左側大臼歯）

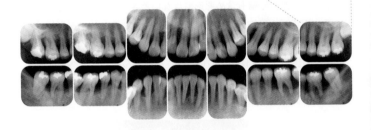

● パノラマエックス線写真

　患者さんの頭の周りを装置が回転し、歯、歯槽骨、顎骨、顎関節、上顎洞まで広範囲に撮影する方法です。細かな部分の描写や診断はデンタルエックス線写真に劣りますが、短時間で全体像の把握ができます。(撮影の手順は93ページ参照)

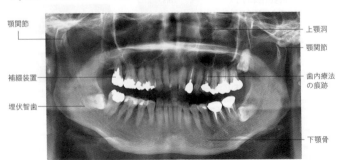

顎関節

補綴装置

埋伏智歯

上顎洞

顎関節

歯内療法の痕跡

下顎骨

● CBCT（歯科用コーンビームCT）

　3Dでさまざまな方向や薄さの頭部断層像を見ることができるエックス線写真です。難治性の根尖病変、埋伏歯、インプラント手術前の歯槽骨の状態確認や治療計画を立てる際に役立ちます。他のエックス線写真より放射線量が若干高い傾向にあります。

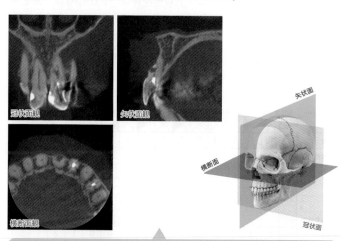

歯・口腔分野の基礎知識

　このCBCT画像では、上顎左側中切歯の頬側に外部吸収（炎症により歯根と歯槽骨が溶ける〔＝吸収〕）が認められる。デンタルエックス線写真だとわかりにくいこうした状態も、CBCTにより正しく知り、治療に役立てることができる

● セファログラム（頭部エックス線規格撮影）

　矯正歯科治療前後の診断および評価時に撮影し用います。頭の位置を固定して一定の距離で撮影することで変化を比較するポイントが一定となり、治療前後の比較に適した資料となります。

（矯正歯科治療については202ページ参照）

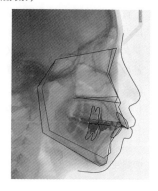

歯周精密検査（ペリオチャート）

　一歯ごとに全周の歯周ポケットの深さ（PPD）をプローブで測り、記録します。4mm以上の部位は病的な歯周ポケットと診断します。プロービング時の出血（BoP）や根分岐部病変（Ⅰ-Ⅲ度）、動揺度（0-3度）も記録します。プラークコントロールレコード（PCR）は一歯を4面に分け、各面の歯頚部のプラーク付着を確認して口腔内全体に占める割合を%で算出・評価します。　（検査と記録については167~169ページ参照）

　検査者のやり方や用紙によって記入する順番が変わるため、検査の前に記入する順番を確認するといいでしょう。

PCR：O'Leary	動揺度：Miller	根分岐部病変：Lindhe & Nyman									PPD	赤数字＝BOP(+)	黄背景＝排膿
PCR													
動揺度	0	1	1	0	0	2	1	1	1	2	1	0	0	0
根分岐部病変	Ⅰ	Ⅰ Ⅰ												Ⅰ Ⅰ
PPD　B / P	3 5 2 / 6 2 3	6 2 3 / 5 2 4	4 1 2 / 2 2 3	2 2 3 / 3 1 2	2 1 2 / 2 1 1	3 1 4 / 2 3 2	4 1 3 / 6 5 5	3 2 2 / 3 3 3	2 2 6 / 3 3 3	4 1 3 / 3 8 5	3 2 3 / 2 3 3	3 2 3 / 2 3 2	3 2 6 / 3 3 4	4 5 2 3 / 7 3 3
	8 7 / 8 7	6 / 6	5 / 5	4 / 4	3 / 3	2 / 2	1 / 1	2 / 2	3 / 3	4 / 4	5 / 5	6 / 6	7 / 7	8 8
PPD　L / B	3 3 5 / 6 2 6	5 3 6 / 6 2 5	6 2 3 / 4 2 3	3 2 3 / 2 1 2	5 3 5 / 4 2 5	2 2 2 / 2 1 2	2 6 2 / 1 1 7	2 4 2 / 2 1 5	1 3 2 / 2 2 2	4 3 2 / 3 3 2	3 5 5 / 3 2 3	4 4 2 / 4 1 4	10 6 3 / 4 2 7	6 3 4 / 7 3 3
根分岐部病変		Ⅰ											Ⅰ	
動揺度	0	0	1	0	0	0	1	1	0	0	0	1	2	1
PCR														

PCR = 21 ÷ (28 × 4) × 100 =18.8%

JSDチャート（日本歯周病学会による）

● 採取資料の保管

　資料は、採取・診療後は基本的にカルテと一緒に保管します。デジタルエックス線写真やCBCTなどのデジタルデータは装置に接続されたパソコン上で管理します（プリントアウトしたものはカルテと一緒に保管します）。

　個人情報保護の観点から、資料の漏洩には十分に気をつけましょう。

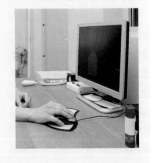

5 院内でよく使う用語や略称

※カルテなどへの記録に使用

● 傷病名

名称	略称／よみかた	意味・状態
[歯肉縁上のトラブル]		
う蝕	C [しー]	むし歯の総称
二次う蝕	C" [にじかり]	詰めものや被せものの周りにできたう蝕
エナメル質 初期う蝕	Ce [しーいー]	エナメル表質がざらついて白くなっている状態。要観察歯(CO [しーおー])ともいう
う蝕症第1度	C_1 [しーわん／しーいち]	う蝕がエナメル質の部分にだけある状態
う蝕症第2度	C_2 [しーつー／しーに]	う蝕が象牙質まで進んだ状態
う蝕症第3度	C_3 [しーすりー／しーさん]	う蝕が歯髄まで進んだ状態
う蝕症第4度	C_4 [しーふぉー／しーよん]	う蝕が広がり歯根だけが残っている状態
くさび状欠損	WSD [だぶりゅーえすでぃー]	歯肉に近い部位の歯がVの字状に削れている状態。う蝕はない。
象牙質知覚過敏症	Hys [ひす]	象牙質の一部が露出して刺激によってしみる状態。う蝕はない。
[歯肉縁下・歯内のトラブル]		
歯髄炎	Pul [ぷる]	歯髄が炎症を起こしている状態
根尖性歯周炎	Per [ぺる]	歯髄が死んで根尖から周囲に炎症が広がった状態。歯肉表面に膿が出る穴(フィステル／サイナストラクト)ができることもある

歯・口腔分野の基礎知識

お茶の水保険診療研究会(編)、東京医科歯科大学歯科同窓会社会医療部(監修). 歯科保険請求 2021. 東京：クインテッセンス出版, 2021 を参考に作成

歯槽膿瘍 [しそうのうよう]	AA [えーえー]	歯の周囲の歯槽骨内に膿が溜まっている状態
歯根嚢胞 [しこんのうほう]	WZ [だぶりゅーぜっと]	根尖に膿の袋ができている状態

[歯肉のトラブル]

歯肉炎	G [じー]	歯肉に炎症が起きている状態。骨は溶けていない
歯周炎	P [ぴー]	歯肉に炎症が起きており、周りの骨も溶けている状態
慢性歯周炎 (軽度)	P1 [ぴーわん / ぴーいち]	歯周ポケットが 4 mm 未満、骨吸収が歯根の 1/3 以下の歯周炎
慢性歯周炎 (中等度)	P2 [ぴーつー / ぴーに]	歯周ポケットが 4〜6 mm 未満、骨吸収が歯根の 1/3~1/2 程度の歯周炎
慢性歯周炎 (重度)	P3 [ぴーすりー / ぴーさん]	歯周ポケットが 6 mm 以上、骨吸収が歯根の 1/2 以上の歯周炎
急性歯周炎・ 慢性辺縁性歯周炎 の急性発作	P 急発 [ぴーきゅうはつ]	歯周炎にかかっている歯の周囲の細菌が急に増え、腫れて膿が溜まっている状態
歯肉膿瘍 [しにくのうよう]	GA [じーえー]	歯肉内に膿が溜まっている状態
智歯周囲炎	Perico [ぺりこ]	第三大臼歯の周囲の歯肉に炎症がある状態

[歯の位置のトラブル]

乳歯晩期残存	RDT [あーるでぃーてぃー]	適切な交換時期に抜けずに残っている乳歯
埋伏歯	RT [あーるてぃー]	歯が骨や歯肉に埋まっている状態
半埋伏歯	HRT [えいちあーるてぃー]	歯が骨や歯肉に半分埋まっている状態

完全埋伏歯	CRT [しーあーるてぃー]	歯が骨に完全に埋まっている状態
水平智歯	HET [えいちいーてぃー]	横向きに生えている第三大臼歯
水平埋伏智歯	HIT [えいちあいてぃー]	横向きで骨に埋まっている第三大臼歯

［力のトラブル］

| 歯ぎしり | Brx
[ぶらきしずむ] | 無意識に食いしばったり歯をすり合わせている状態 |
| 歯の破折 | FrT
[えふあーるてぃー] | 歯が折れたり割れている状態 |

［粘膜のトラブル］

| 口腔褥瘡性潰瘍
[こうくうじょくそうせいかいよう] | Dul
[どぅる] | 合っていない義歯を長期間使うことで口腔内に傷(潰瘍)ができている状態 |
| 口内炎 | Stom
[すとむ] | 口唇や歯肉、舌に起きる炎症 |

［その他のトラブル］

欠損歯	MT [えむてぃー]	歯がない状態
脱離	ダツリ	詰めものや被せものが取れた状態
不適合	フテキ	詰めもの、被せもの、義歯などが合っていない状態
破折(破損)	ハセツ	被せものや義歯が壊れた状態

● 処置名・検査名

名称	略称 / よみかた	意味・状態

［エックス線］

名称	略称 / よみかた	意味・状態
エックス線撮影	エックス線 / X-Ray [えっくすせん/えっくすれい]	目に見えない組織の状態や病気の拡がり具合を見るためにエックス線を用いて行う検査
デンタルエックス線写真	D/X-Ray(D) [でんたる]	数本の歯の詳細な状態を見るため、小さなフィルムを口腔内に入れて撮影する
パノラマエックス線写真(パントモ)	パノラマ / パントモ /OP [おーぴー]	上下の顎と歯列全体を1枚のフィルムに撮影する

［麻酔］

名称	略称 / よみかた	意味・状態
表面麻酔	OA/ 表麻 [おーえー / ひょうま]	塗るタイプの麻酔。針を刺す前に使うことが多い
浸潤麻酔	浸麻 [しんま]	治療する部位の周囲の神経に効かせる麻酔。注射タイプ。使用頻度が高い
伝達麻酔	伝麻 [でんま]	治療する部位の根元の神経に効かせる麻酔。注射タイプ

［う蝕治療］

名称	略称 / よみかた	意味・状態
う蝕歯即時充填形成	充形 [じゅうけい]	1日でう蝕を除去し、充填(詰めること)して治すこと
光重合型複合レジン充填	光 CR 充 [ひかりしーあーるじゅう]	う蝕除去後、コンポジットレジンを充填して治すこと
う蝕歯インレー修復形成	修形 [しゅうけい]	1日でう蝕を除去し、インレーの型取りまですること
印象採得	imp [いんぷ]	歯の型をとること
咬合採得	BT [ばいと]	ワックスなどを使って咬み合わせの位置関係を型取りすること

インレー	In [いんれー]	う蝕治療後に歯の型取りをして作る詰めもの
抜髄	抜髄 [ばつずい]	炎症を起こしている歯髄を除去すること
感染根管処置	感根処 [かんこんしょ]	細菌に感染した歯髄を除去し、根管内を洗浄すること
根管貼薬処置	根貼 [こんちょう]	抜髄や感染根管処置後に根管内を消毒し薬を入れること
電気的根管長測定検査	EMR [いーえむあーる]	測定器を用いて根管の長さを測定すること
根管充填	根充 [こんじゅう]	清掃・消毒が完了した根管を、ガッタパーチャや水酸化カルシウム・ヨード系の充填材で封鎖すること
生活歯歯冠形成	生PZ [せいぴーぜっと]	歯髄のある歯にクラウンを被せる目的で歯冠を削ること
失活歯歯冠形成	失PZ [しつぴーぜっと]	歯内療法後、歯髄のない歯にクラウンを被せる目的で歯冠を削ること
レジン前装金属冠	前装MC [ぜんそうえむしー]	人の目に映りやすい表面を白いコンポジットレジンで覆った金属の被せもの（クラウン）
全部金属冠	FMC [えふえむしー]	歯冠をすべて覆う金属製のクラウン
メタルセラミッククラウン メタルボンド	PFM/MB [ぴーえふえむ/えむびー]	金色または銀色の金属の上にセラミック（陶材）を盛った審美性に優れたクラウン
ジルコニアセラミッククラウン	PFZ [ぴーえふぜっと]	ジルコニアの上にセラミックを盛った審美性に優れたクラウン
CAD/CAM冠	歯CAD [はきゃど]	白いレジンのブロックを削り出して作ったクラウン
テンポラリークラウン	TeC [てっく]	削った歯に一時的に被せる仮歯

[補綴治療]

ブリッジ	Br [ぶりっじ]	欠損歯の両隣の歯を削って支台とし被せる補綴装置
ポンティック	Pon [ぽんてぃっく]	ブリッジのうち、欠損部分を補うダミーの歯部分
総義歯	FD [えふでぃー / ふるでんちゃー]	上顎・下顎に歯が1本も残っていない場合に用いる総入れ歯
局部義歯	PD [ぴーでぃー / ぱーしゃるでんちゃー]	部分的に歯がない場合に用いる部分入れ歯

[歯周治療]

歯周基本検査	P基検 [ぴーきけん]	歯周ポケットを1ヵ所以上測定し、歯の動揺を検査する基本的な歯周病検査
歯周精密検査	P精検 [ぴーせいけん]	歯周ポケットを4ヵ所以上測定し、歯の動揺、出血状態、プラークの付着状態を検査する精密な歯周病検査
スケーリング	Sc [すけーりんぐ / えすしー]	歯肉縁上にある歯石やプラークを除去すること
スケーリング・ルートプレーニング	SRP [えすあーるぴー]	歯肉縁下にある歯石やプラーク、汚染されたセメント質を除去すること
歯肉剥離掻爬手術 （フラップ手術）	Fop [えふおーぴー]	明視下で歯石や不良な組織を除去するために、歯肉を歯根・歯槽骨から剥がす手術

[その他の治療]

抜歯	Ext [えきすと]	歯を抜くこと。なお糸を抜くことは「抜糸（ばついと）」という
消毒	Sp [えすぴー]	抜歯・手術後の消毒
知覚過敏処置	Hys処 [ひすしょ]	知覚過敏を起こしている歯に薬剤を塗布する処置

あなたの歯科医院で使っている用語・略語を記入して覚えましょう

名称	略称 / よみかた	意味・状態

5 院内管理・器具管理

1 業務の流れと業務開始・終了準備

いつも診察をスムーズに開始・進行・そして終了するためには、スタッフ全員が積極的に準備・管理・運用を行う必要があります。手分けをしながら、協力し合って効率的に行いましょう。

動画をチェック！

#12

新人指導や人の入れ替えで引き継ぎをする際に、時間の流れに沿ったマニュアルがあると便利です。

朝　1日の診療開始前（例）

受付まわり

☐ 解錠する

☐ 窓を開けて換気する

☐ ゴミ出し

☐ 業務用パソコンをすべて立ち上げる

☐ 受付の留守番電話を解除する

☐ 釣り銭の準備

☐ 技工物など納品物のチェック

☐ アルコールワッテの準備

☐ 午前最初の予約患者の診療内容に応じて器具を準備する

☐ 装着予定の技工物があれば部位と患者さんの氏名を確認し、チェアサイドに置く

ユニットまわり

□ ユニットの電源、水・エアーのバルブ、コンプレッサーをつける

□ フラッシング（ユニット内にある古い水の排出）を行う

印象採得の準備

□ 寒天コンディショナーの電源を入れ、加熱を始める

□ ポットにアルジネート練和用の氷水を入れる（夏場）

□ 電気ポットにピッチャーで水を汲み入れ、コンセントにつなぐ

□ 印象用除菌・固定液を作製する

□ 超音波洗浄器に水を入れる

滅菌関係

□ 滅菌コーナー（オートクレーブ・超音波洗浄器など）の準備を
する

昼　　午前の診療終了後・午後の診療開始前（例）

午前の診療終了後

□ 印象への石膏の注ぎ忘れがないか確認する

□ 受付の留守番電話を設定する

午後の診療開始前

□ 受付の留守番電話を解除する

□ 午後最初の予約患者さんの診療内容に応じて器具を準備する

□ 装着予定の技工物があれば部位と患者さんの氏名を確認し、
チェアサイドに置く

夕方　1日の診療終了後(例)

- □ チェア・ユニットの清拭
- □ バキュームホース・スピットンの洗浄・消毒
- □ ユニットの電源、水・エアーのバルブ、コンプレッサーの電源 OFF
- □ 印象用除菌・固定液を廃棄
- □ 超音波洗浄器の水を廃棄
- □ 診療室・待合室などの清掃
- □ トイレのチェックと掃除
- □ 日計表の印刷、現金過不足のチェック
- □ 翌日のカルテの準備(カルテ棚から出して予約時間順に並べる)
- □ 留守番電話を設定する
- □ 業務用パソコンや装置の電源を OFF にする
- □ 戸じまり・施錠

いつでも　業務中に気づいたとき / 手が空いたとき(例)

- □ 器具の洗浄・滅菌
- □ カルテラックの整理整頓
- □ 待合室のリーフレット等の整理
- □ 物品チェック表で消耗品の在庫チェック
- □ 技工室の清掃
- □ 印象への石膏の注ぎ入れ

- □ TeC(仮歯)などの準備
- □ 指導書や指示書の準備(医院名記入など)
- □ 不足品の発注
- □ ペーパータオルや紙コップなどチェアサイドの備品の補充
- □ アルコールワッテの補充

2 感染管理の考え方

　院内で細菌やウイルスなどの病原体に曝露（さらされること）し、生じる感染のことを「院内感染」といいます。院内感染は人や医療器具を介して広がります。患者さんや医療従事者を院内感染から守るためには、スタンダードプリコーション（標準感染予防策）の徹底が必要です。さらに近年では、新型コロナウイルス感染症（COVID-19）大流行以降の新しい感染管理の考え方も必要になっています。

● スタンダードプリコーション（標準感染予防策）とは

すべての人を区別することなく実施する感染予防策の総称です。その基盤には、「あらゆる人の血液、すべての体液、分泌物、汗以外の排泄物、創傷のある皮膚、および粘膜には感染性があると考えて取り扱う」という考え方があります。具体的には、以下のような広い範囲における複数の対策が挙げられます。

- ・医療従事者の手指衛生
- ・個人防護具（PPE：手袋 / ガウン / マスク / ゴーグル・アイガード）の使用
- ・器具の洗浄・消毒・滅菌やリネン類の処理
- ・環境の管理　　　　　　　　　　　　　　　　　　　　　　　　　　など

院内と器具の管理

主な感染経路

空気感染
感染者の咳やくしゃみから排出された病原体が感染性を保ったまま空気に乗って拡散

飛沫感染
感染者の咳やくしゃみの飛沫を吸い込むことで感染

経口感染
病原体に汚染された食べものを介して感染

感染者

接触感染
感染者の皮膚や粘膜に触れることで感染

3 ユニットとその周辺の清拭・消毒

患者さんの退出ごとに、ユニットとその周辺を清拭します。

治療終了～術者サイドの清拭・消毒の手順

準備するもの：消毒効果のあるクロス（アルコール、第四級アンモニウム塩）

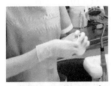

1 患者さんから外したエプロンをスピットンに置かれていた紙コップに入れ廃棄する

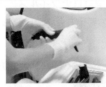

2 スリーウェイシリンジを取り外す

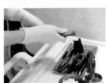

3 バー類、タービン・コントラアングルのハンドピースを取り外す

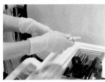

4 超音波スケーラーはチップ、超音波スケーラーの順に取り外す

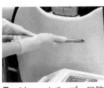

5 バキュームチップ、口腔外バキュームフードを取り外す

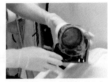

6 器具はひとまとめにして洗浄室へ

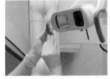

7 グローブをし、消毒液を浸したクロスでライトの手すりを清拭する

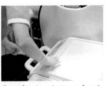

8 ブラケットテーブルを清拭する

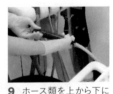

9 ホース類を上から下に（不潔度の低い部位から高い部位へ）向かって清拭する

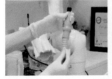

10 バキュームホースを清拭する

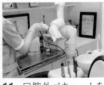

11 口腔外バキュームを清拭する

動画をチェック！

#13

患者サイドの清拭・消毒～診療準備

準備するもの：消毒効果のあるクロス（アルコールや次亜塩素酸水など）

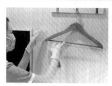

1 ハンガーや荷物棚など患者さんが触れた可能性のある場所を清拭する

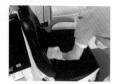

2 患者さんの座る座席を清拭する

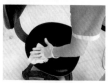

3 ドクターチェアを清拭する

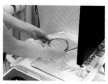

4 ブラケットテーブルに基本セットを設置する

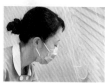

5 ユニットの座面やスピットン周りが汚れていないか、患者さん目線で確認する

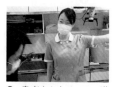

6 患者さんをチェアへ導入する（着席案内）

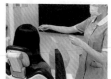

7 患者さんにエプロンを装着する

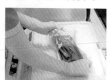

8 滅菌バッグを開封する（73 ページ参照）

動画をチェック！

#14

- 清潔レベルは以下の順に下がる。清潔レベルの高い部位から順にアルコール清拭していく
  ① 清拭後触れられていない領域
  ② 術者・アシスタント・患者さんが触れるすべての領域
  ③ 患者さんが含嗽（うがい）した後の水を排出するスピットンやユニットの足元など

- レベルの低い領域で使用した後のクロスをレベルの高い領域で用いないようにし、こまめにクロスを取り替えながら行う

- ユニット周りに落ちているゴミや水滴はあらかじめ除いておく

院内と器具の管理

4 器具の洗浄・消毒・滅菌

診療後の器具の洗浄・消毒・滅菌の流れ

歯科医院によって備えている設備は異なりますが、器具の洗浄・消毒・滅菌の流れは基本的に以下のようになります。

動画をチェック!

#15

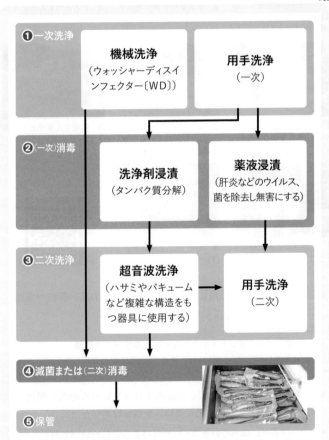

❶一次洗浄

機械洗浄
（ウォッシャーディスインフェクター〔WD〕）

用手洗浄
（一次）

❷(一次)消毒

洗浄剤浸漬
（タンパク質分解）

薬液浸漬
（肝炎などのウイルス、菌を除去し無害にする）

❸二次洗浄

超音波洗浄
（ハサミやバキュームなど複雑な構造をもつ器具に使用する）

用手洗浄
（二次）

❹滅菌または(二次)消毒

❺保管

洗浄の種類と用途、注意点

　洗浄とは、有機物・無機物にかかわらず目に見える汚れを物理的に除去することです。事前に洗浄を十分に行うことで、その後に行う消毒・滅菌の効果がさらに発揮されます。

● ウォッシャーディスインフェクター(WD)による洗浄

　回転するプロペラからアルカリ性洗剤洗浄水を勢いよく噴出させ、器材に付着した汚染物を分解・除去します。熱水処理や乾燥機能により、自動で器材の洗浄・除菌・消毒ができます。

　運転開始前には、洗浄プログラムの設定、プロペラの回転、排水口付近の異物の有無、洗浄剤量などを確認しておきます。

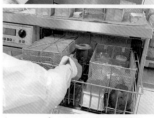

ウォッシャーディスインフェクター

留意点

● 器材を詰め込みすぎると洗浄水が届かず洗浄効果が得られないため、50%程度の積載量とする

基本的な洗浄プログラム

予備洗浄 ➡ すすぎ ➡
本洗浄 ➡ すすぎ ➡
熱水処理 ➡ 乾燥

● 用手洗浄 / 浸漬洗浄

　用手洗浄は器材をブラシやスポンジを用いて物理的に汚れを除去します。浸漬洗浄は洗浄液(中性 / 弱アルカリ性の酵素系洗浄剤が適す)に漬け込むことでタンパク汚れなどを化学的に除去します(消毒ではない)。

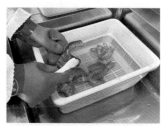

用手洗浄。水の飛び跳ねや針刺しなど事故の危険性が高いため、WD の使用が推奨される

● 超音波洗浄

キャビテーション（衝撃波）により、器材表面の汚染物を剥離させて洗浄します。

ハサミなど構造の複雑な器具やバキュームなどの管状器具に効果的で、ゴムやプラスチック、シリコン素材はキャビテーション効果を減少させるため、またデンタルミラーは表面に傷がついてしまうため適しません。

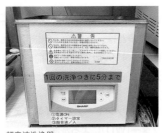

超音波洗浄器

留意点
● 使用時はエアロゾルへの対応が必要になる

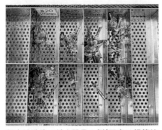

超音波洗浄で洗う器具の例（写真は根管治療用ロータリーファイル）。洗浄時間は一般的に10~15分程度

● 洗浄時の注意点

・使用ずみ器材を取り扱うときは、水はねや飛沫による汚染・曝露を防ぐため必ず個人防護具（エプロン、ガウン、手袋、マスク、キャップ、フェイスシールドなど）を着用して行う

・鋭利な器材でケガをする危険性があるため厚手のグローブを着用して行う

・どの洗浄方法においても分解できる器具は分解し、ハサミなどの関節部分のある器具は開いた状態で洗浄する

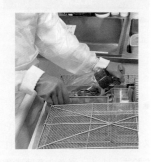

消毒の種類と用途、注意点

消毒を行う前に、器具に付着している血液などの有機物を洗浄してから行います。一般的に消毒薬には中水準消毒薬(次亜塩素酸系、アルコール系など)を用います。

● 浸漬消毒

消毒ではもっとも一般的な方法で、消毒薬を説明書どおりの濃度で容器に入れ、液に全体が浸るよう器具を入れて消毒する方法です。

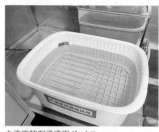

血液溶解剤浸漬用ボックス

● 清拭消毒

消毒液を染みこませたガーゼ、クロス、モップなどで機械、器具、設備の表面をふき取ることにより消毒する方法です。ユニットなど浸漬できない器具に用います(66ページ参照)。

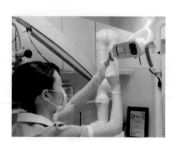

院内と器具の管理

● 消毒時の注意点

・薬液の濃度や温度、消毒を行う時間は薬剤付属の説明書どおりとする

・薬液の効果、腐食性、刺激性を考慮して正しく薬液を選択する

・浸漬消毒では必ず厚手のゴム手袋と個人防護具を着用する

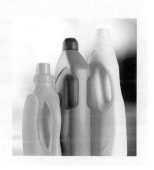

滅菌の種類と注意点

　滅菌とは、細菌芽胞を含むすべての微生物を完全に除去、あるいは殺菌することを目的とするものです。滅菌方法は、高圧蒸気滅菌、エチレンオキサイドガス滅菌、低温プラズマ滅菌などがありますが、器材の材質や耐久性、構造を考慮し選択します。

　本項では、歯科で最も多く広範囲の器具に用いる高圧蒸気滅菌（オートクレーブ）による滅菌の手順を説明します。

● 高圧蒸気滅菌（オートクレーブ）

　一定の温度と圧力の飽和水蒸気で加熱することにより、微生物のタンパク質を変性させて滅菌します。短時間で確実な滅菌が可能であり、残留毒素がなく安全、かつ経済的な方法です。

滅菌の手順

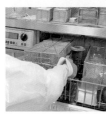

1 事前に洗浄を行い、付着物を取り除く

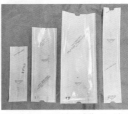

2 滅菌する器材を滅菌バッグで包装する。滅菌バッグは余裕のある大きさを選ぶ。探針など、先端の尖った器具はペーパー側でなくビニール側にする。滅菌完了を知らせるインジケーター（写真右）も用意する

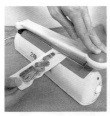

3 包装後、ヒートシール方式のシーラなどで密閉する

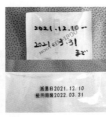

4 滅菌した日付を記入あるいは印字する

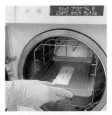

5 重ならないよう滅菌バッグを並べる。重ねると滅菌不良が起こりやすい

● 滅菌後の取り扱い

・必ず手指衛生をした手で取り扱う
　（グローブはしなくてもよい）

・濡れた手で扱わない（滅菌バッグ内
　に細菌を含んだ水分が染みこむ恐れ
　があるため）

・滅菌バッグに文字を記入する際、先
　が尖った筆記具は避け、油性マジッ
　クを用いてビニール面に記入する

・清潔な棚に保管する

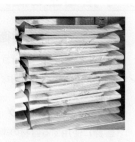

● 治療に滅菌バッグを使うときは

・滅菌バッグ等の包装の湿り気・汚れ・
　破損がないことを確認してから使用
　する

・一度開封した器材は、未使用であっ
　ても滅菌したものとみなさない

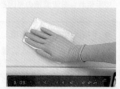

ブラケットテーブルは清拭する

・滅菌した日付を確認し古いものから
　使用する（使用期限の目安は、オー
　トクレーブで滅菌したものなら未開
　封で3ヵ月）

・滅菌バッグ開封時は、器具自体に触
　れてはならない。トレー内に器具を
　優しく落とすようにすると、器具が手
　に触れにくい（医療では感染源となり
　うる人体や体液、環境に接した器具
　は使用しない）

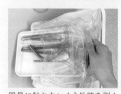

器具に触れないよう外装を剥く

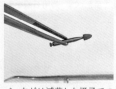

バーなどは滅菌した摂子でつ
かみ落とす

動画をチェック!

#16

73

5 手指衛生と個人防護具（PPE）

手指衛生（洗浄・消毒）

　もっとも簡単・頻回に行うことができるスタンダードプリコーション（標準予防策）です。適切なタイミング・場面で実施しましょう。

● 手指衛生のタイミング

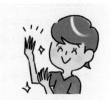

- ・診療に使用する器材の準備をする前
- ・診療前（グローブ装着前）
- ・グローブを外した後
- ・診療に使用した器材を片付けた後

※手指消毒は石鹸と流水による手洗いよりも効果的かつ効率的なため、目に見える汚染がない場合は手指消毒を優先して頻回に実施する

※手荒れも細菌繁殖の原因となるため、日常的にスキンケアを行っておく

● 手指衛生前の注意事項	● 手指衛生後の注意事項
グローブ以外の個人防護具を正しくつけておく／袖をひじ上まで上げる／時計・指輪・ブレスレットなどは外しておく	共有タオルを使用しない／洗浄後ハンドクリームは塗らないほうが良い

● 手指洗浄　15～30秒を目安に両手とも行う。

流水で手をよく濡らす

薬用石鹸を手にとりよく泡立てて手のひらを洗う

手のひらで手の甲を包むようにして洗う

指を組んで動かし、指の間を洗う

動画をチェック！

#17

親指をもう片方の手で包んで洗う

指先と爪をもう片方の手のひらの上でこすって洗う

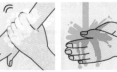
手首をつかむようにしてよく洗う／流水でよく洗い流す

ペーパータオルなどで水分をよくふき取る

● **手指消毒**　15~30秒を目安に両手とも行う。

動画をチェック!
#18

消毒薬を適量手のひらに取る　両手の指先にすりこむ　手のひらによくすりこむ

手の甲にすりこむ　指を組んで、指の間にすりこむ　親指をもう片方の手で包むようにしてすりこむ　手首をつかむようにしてすりこみ、全体的に乾くまでよくすりこむ

個人防護具（PPE）の着用

　個人防護具は、血液・体液などの湿性生体物質による汚染から医療者を守り、それによって患者さんをはじめ第三者への伝播を防ぐことを目的として着用します。また医療者の手指から感染性物質が第三者に接触・伝播することを防ぎます。

動画をチェック!
#19

院内と器具の管理

● **サージカルマスクの着けかた**

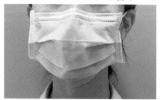

・箱から出したばかりの新品を使う
・箱から出す際は清潔な手で行う
・マスクは折り目部分を広げてから着用する
・裏表を確認し正しく着ける
・ノーズピースは曲げて鼻部分の隙間をなくす
・一度外したものは廃棄し再度着け直さない

● **グローブの着けかた**

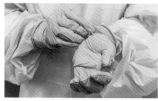

・箱から出したばかりの新品を使う
・箱から出す際は手袋表面を汚染しないよう清潔な手で行う
・手にフィットするサイズを選ぶ
・装着ずみの手を手洗い・消毒しない
・一度外したものは廃棄し再度着け直さない

環境の管理

　診療室の環境を整え、清潔な状態を維持することは、感染管理上も適切であり、さらにスタッフの無駄な動きを減らすこともできます。ひいてはそれが患者さんの安心につながります。常に整理・整頓・清掃・清潔・習慣化（5S）を意識しましょう。

● 医療廃棄物について

　診療にかかわるすべての廃棄物（医療廃棄物）は、法律に基づき適切に分別して処理しなければなりません。

● 感染性廃棄物の分類

廃棄物区分		廃棄物の例	備考
感染性廃棄物	☣	・使用済みグローブ ・血液がついたガーゼ類	固形物
		・カートリッジ ・スケーラーなどの器具	固形物
	☣	・注射針 ・メス刃 ・ファイル ・バー	鋭利なもの
産業廃棄物		・石膏・印象材 ・プラスチック類 ・薬ビン ・金属くず	
一般廃棄物		・ペーパータオル ・トレー ・紙コップ ・紙エプロン	血液がついていないもの。また事業ごみであり、家庭ごみとしては出してはならない

医療廃棄物分別時の注意点

・各自が的確な分別を心がける

・ゴミ袋を上から押すなどの行為は避ける（エアロゾルが発生する /
　内容物がゴミ袋をつき破る可能性があるため）

・医療廃棄物を一般廃棄物の容器やゴミ袋に入れてしまった場合
　は、容器を含むそのすべてを医療廃棄物として扱う

6 感染症大規模流行時の管理と対応

　感染症大規模流行の状況では、感染者が想定を超えて増加し、入院病床や外来診療などの医療資源の限界を超えることで患者さんが求める医療を受けられず、健康被害が発生する可能性があります。歯科医院でも感染症対策の基本に立ち返り、それを徹底することが感染を拡大させないために重要です。

歯科医院で行う感染症対策

　感染症は、「病原体(細菌やウイルスなど)」「感染経路」「宿主(感染する人や動物)」の3つの要因がすべてそろうことで発生するため、それを防ぎます。

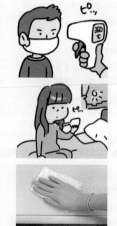

●病原体を持ち込まない

- 検温などでスクリーニングする
- アンケートで感染の有無を確認する
- マスク着用と消毒液による手指消毒を徹底する
- 歯科医院のスタッフも毎日出勤前に健康状態をチェック(検温など)する

●感染を拡げない

- 無症状の感染者がいることも考慮し、すべての診療において消毒や滅菌、個人防護具の着用を徹底する
- 待合室やスタッフルームを、人が集まる密な状態にしない

- 感染症対策に必要な情報は、信頼性の高い情報源(各省庁や自治体のホームページや公式SNS)を通じて収集・通達する
- 未知の感染症に関する情報は錯綜することがあるが、同じように各省庁や自治体のホームページで確認する
- 新たな情報や研究に基づき過去の情報が更新されることがあるため、こまめに情報収集する。

1 歯科診療で用いる器具の準備

　患者さんが診療室に入る前に、スタッフがそろえておくべき器具の基本セットがあります。患者さんへの治療はそれぞれ異なるため、治療ごとにこの基本セットへ必要なものを追加して用いましょう。

※以下の基本セットは一例であり、歯科医院や歯科医師によって異なる

診察前にそろえておく基本の器具や什器

● 基本セット

①ミラー
②ピンセット
③探針
④プローブ
（ポケット探針）
⑤スリーウェイシリンジのヘッド部
⑥バキュームのヘッド部

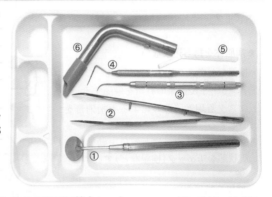

● 歯科衛生士によるPMTC基本セット　※上の基本セットに追加

①PMTCコントラ/ブラシ/ラバーカップ
②研磨剤
③超音波スケーラー/スケーラーチップ
④排唾管
⑤デンタルフロス
⑥カット綿/ロールワッテ
⑦超音波スケーラーチップ装着用レンチ

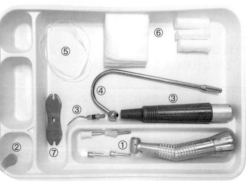

2 術者への器具の受け渡し

術者へのスムーズな器具の受け渡しは、診療効率の向上と事故やヒヤリ・ハット※予防のために非常に重要です。術式の進み具合や術者の手の動きに合わせて器具の受け渡しができることが望ましいため、あらかじめ診療内容や手順を把握しておきます。

動画をチェック!

#20

※危険なことが起こったが、幸い事故には至らなかった事態のこと

術者への器具の受け渡しにおけるポイント

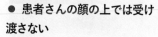

● **治療の流れを把握し、材料・器具を過不足なく準備する**
必要な器具を渡そうとしても、準備できていなければ術者の手技を止めることになってしまいます。

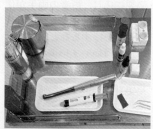

● **患者さんの顔の上では受け渡さない**
患者さんの顔の上で器具や材料を受け渡すと、落下して痛みや傷を負わせたり、誤飲の原因にもなりえるため、避けた場所で受け渡します。

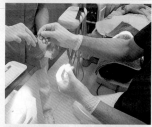

● **器具はペングリップで持つ**
小さめの器具は、安定して操作しやすいペングリップで受け渡します。

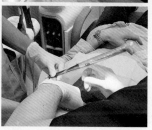

● 術者が治療行為をしている間に次の材料・器具の準備をする

受け取る手と反対の手に次の器具を用意しておくと、処置が完了してすぐにすばやく受け渡しができます。

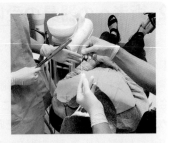

・必要に応じ、術者の両手が使えるようデンタルミラーを代わりに把持するなど、術者が治療を行いやすいように配慮する（写真上）

・指示がなくても、処置内容と進行状況に応じたアシストを行う（ライトの ON/OFF やバキュームによる吸引など）

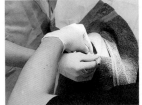

・歯科医師が診療に入ったとき、すでに5倍速コントラなどの回転数が正しく設定されている（写真中）

・治療に入る前に、ユニットのモニタに治療予定部位のエックス線写真が表示されている（写真下）

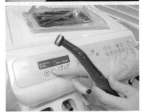

・患者さんをやむなくお待たせしてしまったとき、世間話などをしてコミュニケーションをとったり、患者さんの気を紛らわせてくれる

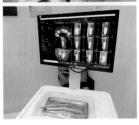

3 ユニット操作

チェアの操作

● 黙って動かさない

患者さんは処置を前に緊張しており、急にヘッドレストやチェア台を動かすと驚かせてしまいます。必ず「少し椅子を高くしますね」「お背中倒しますね」「頭下げますね」と声をかけてから動かしましょう。

また、やたらに昇降を繰り返さないようにしましょう。

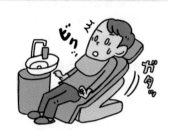

● 治療内容や患者さんの状態に応じて位置や高さを変える

チェアの高さや背もたれの角度は、たとえば迷走神経反射など気分が悪くなったときは水平位としたり、印象採得中には嘔吐反射を避けるためチェアを起こしたりと調整します。小児や高齢者など、体が安定しづらい患者さんではタオルを首の後ろなどに入れてあげると不安定感が解消します。

なお治療が終了したら、患者さんがチェアから降りやすいように必ず一番下の位置に戻しましょう。

・治療中／気分が悪くなったとき

水平位

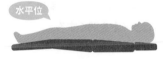

・高齢者の誤嚥防止のために

45°

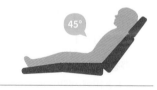

・嘔吐反射を避けるために

座位

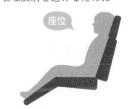

81

ライト（無影灯）の操作

● ライティングは重要な仕事

適切な処置を行うためには、術野を明るく照らすライティングが非常に重要となります。

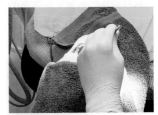

● 患者さんや術者の目を直接照らさない

患者さんの目に直接ライトが当たるとまぶしく強い不快感を与えるため、注意しながら動かします。またタオルで患者さんの目を覆っておくと、こうした事故や飛散した水が目に入るのを防ぐことができます（写真上）。

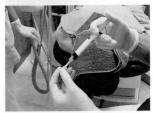

● 光硬化するレジンを扱うときはライトを弱くする

強いライトの光で光硬化レジンが硬化を始めてしまうことがあります。術者が光硬化レジンを扱っている間は、ライトを弱くしたり消灯します（写真中）。

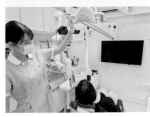

● 術野を妨げない

ライトと術野の間にアシスタントの手や頭が入ると、光がさえぎられて術者が見えづらくなってしまいます。術者の集中力を切らさないためにも、ライトの位置に注意しながら補助を行います。

● ユニットを起こすときは高い位置に戻す

ユニットを起こすときにライトが治療中の位置にあると、患者さんの頭がぶつかってしまいます。必ずユニットを起こす前にライトを高い位置まで戻します（写真下）。

4 バキューム操作

バキューム操作の用途と基本操作

● 施術中の液体吸引

歯列に沿わせて挿入し、チップの口を歯面に向けて吸引する

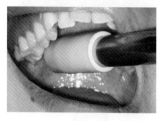

● 頬粘膜の排除

歯列に沿わせて挿入し、そのまま頬粘膜を外側へ引っ張る

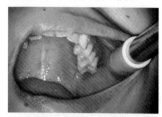

● 舌の排除

施術中に舌に器具が触れないよう、歯列から離す方向に圧排する

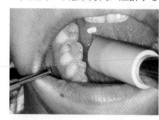

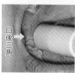
臼後三角

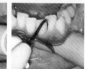

※口腔内に溜まった唾液や水を吸引する場合は臼後三角で行う

※舌や頬粘膜の排除にはデンタルミラーを併用すると吸引操作を行いやすい

動画をチェック！

#21

アシスタント
業務

● バキュームの持ち方

バキュームの持ち方には吸引の目的によって3種類あります。

・ペングリップ
最も多方面に使え操作性もよい持ち方

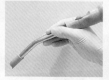

・パームグリップ
口腔外でレジン切削片などを吸引する際に用いる

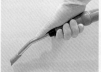

・逆パームグリップ
頬粘膜を排除しながら吸引するときに用いる

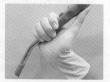

バキュームチップの種類

・標準型
一般的な治療において用いる

・外科手術用
先端が細く、細かな部位の血液を吸引しやすい。ディスポーザブル（使い捨て）のものもある

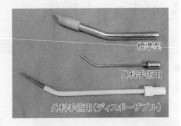

標準型
外科手術用
外科手術用（ディスポーザブル）

● アシスタントの立ち位置

　基本的な術者の診療位置はユニットに対して7〜1時であることが多いため、それを邪魔せずかつ効率的にバキューム操作を行えるアシスタントの位置は、1〜3時の辺りになります。

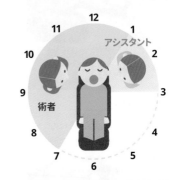

アシスタント
術者

● 吸引してはいけない場所

✕ この場所で吸引すると、患者さんに苦痛を与えたり、嘔吐反射を誘発したりしてしまいます。手元が狂って吸引してしまった場合は、患者さんに謝罪するようにしましょう。また軟組織の排除は引っ張り過ぎないように注意しましょう。

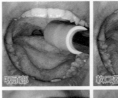
咽頭部
軟口蓋

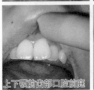
上下顎前歯部口腔前庭
舌根部

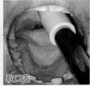

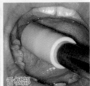

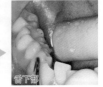
舌下部

・咽頭部、軟口蓋、舌根部：嘔吐反射が生じる恐れあり
・口腔前庭：患者さんが痛みを感じやすい
・舌下部：軟らかい粘膜があり傷つけてしまいやすい

部位別バキュームテクニック

● 上下顎右側臼歯部

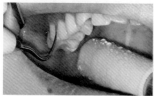

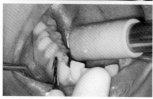

頬粘膜をミラーで排除しつつ、バキュームを上顎は口蓋側、下顎は舌側へ歯列に沿わせて挿入する。下顎ではそのまま舌の方向へずらし舌を排除する。バキュームチップの切り口を歯面と平行にし、歯面から若干離して保持する。

● 上下顎左側臼歯部

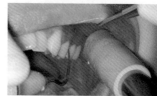

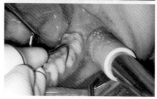

咬合平面に沿って挿入したら歯列の頬側へずらし、頬粘膜を圧排しながらバキュームチップの切り口を歯面へ向ける。頬粘膜の排除にミラーを加えると吸引がしやすいが、頬粘膜を引っ張りすぎると術野が狭くなるため注意する。

● 上下顎前歯部

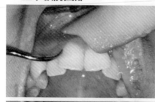

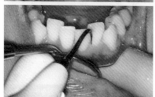

バキュームチップで口唇を根尖方向へ圧排しながら、チップの切り口を歯冠側へ向けて吸引する。口唇の排除はデンタルミラーを加えて行っても良い。

排唾管の使用

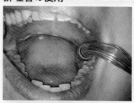

介助がない場合などでは、排唾管を使う。排唾管の先端は臼後三角に位置させ、患者さんの負担が少ないようにする。

5 スリーウェイシリンジの操作

バキュームとともにアシスタントがよく使用する器具です。

スリーウェイシリンジの用途

乾燥	洗浄・除去	冷却
エアーで歯面などを乾燥させ、処置の進行や薬剤の浸透を助ける	処置に使った材料や口腔内の唾液などをその後の処置がしやすいよう洗い流す	口腔外で技工物を削合しているときにエアーをかけて加熱を防ぐ

● 使用例

・撮影用ミラーのくもり止め
・口腔内写真撮影時の唾液の排除
　（歯間部や口腔前庭の唾液を吹き飛ばす）
・ポリッシングペーストの除去
・金属切削片の洗い流し
・技工物削合時の切削片の吹き飛ばし、バーとレジンの冷却

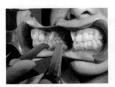 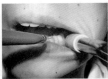 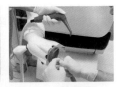

スリーウェイシリンジの使い方と使用上の注意

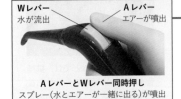

Wレバー
水が流出

Aレバー
エアーが噴出

AレバーとWレバー同時押し
スプレー（水とエアーが一緒に出る）が噴出

ハンドルを掌握状（グーの手で握る）に持ち、レバーは親指の腹で押す。エアーの噴出量も水の流出量も、レバーを押す強さでコントロールできる。突然強く押すと患者さんが驚いてしまうこともあるためあらかじめ練習しておき、状況に応じて使い分ける。

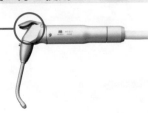

動画をチェック！

#22

6 口腔内写真の撮影

口腔内写真は、5枚法で撮影・記録するのが一般的です。医院の方針などによっては9枚・12枚と撮影することもあります。

● **口腔内写真5枚法の撮影順序**

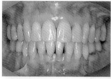

1 正面観

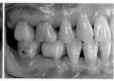

2 左側側方面観

3 右側側方面観

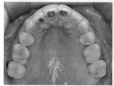

4 上顎咬合面観

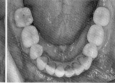

5 下顎咬合面観

さあ撮影！ その前に

● **カメラレンズの設定**

カメラレンズのズーム（倍数）は、正面観・咬合面観では1/2倍、その他では1/1.5倍とします。

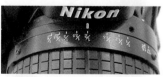

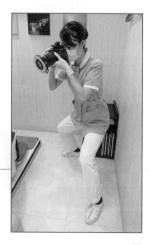

● **撮影時の姿勢**

ひざを曲げて腰を落とし、下半身を安定させます。また脇を締めてカメラを安定させます。

口腔内写真撮影の手順

　口角鉤（口を開けるための器具）を用いて行います。シャッターを切る前にエアーで歯面を乾燥させ、唾液の泡が写らないようにします。また撮影は患者さんが疲れないよう手早く進めます。

アシスタントなし　アシスタントあり
#23　　　　　　　#24

1 口角鉤の装着～正面観の撮影

術者の位置：7～8時

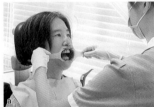

- **a** 直前に水で濡らした口角鉤を下唇から挿入する。口唇の湾曲に合わせて回転させるようにすると、歯肉にも当たらずスムーズに入る

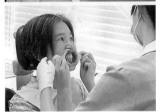

- **b** 患者さんに両手で左右へ引っ張るように口角鉤を持ってもらう

- **c** カメラのレンズの向きと顔の正面を合わせるため若干右側を向いてもらい、エアーをかけて唾液を飛ばし、正面観を撮影する

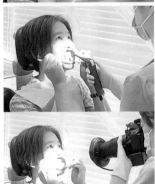

アシスタントありの場合
アシスタントは1～2時の位置に立ち、撮影の間、患者さんの背後から口角鉤を持っておく。

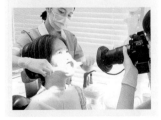

2 左側側方面観の撮影

術者の位置：7~8時

a 左側の口角鈎を外す。患者さんに右側の口角鈎をもってもらい、口を少し緩めてもらう。術者は左側の口角を引っ張るように側方撮影用ミラーを横向きに挿入する

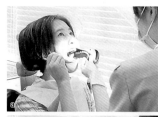

b ミラーを立て、患者さんに咬合してもらう

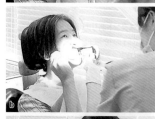

c エアーで唾液を飛ばし、ミラーで頬粘膜を外側に引っ張り撮影する

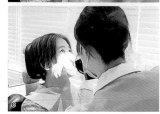

アシスタントありの場合
アシスタントは1~2時の位置に立ち、撮影の間、患者さんの背後から右手で右側の口角鈎を持っておく。また術者がミラーを口腔内に入れている間、スリーウェイシリンジを左手にもって待機しておく。

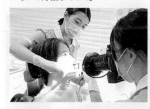

3 右側側方面観の撮影

術者の位置：7~8時

a 口角鈎を左側口角から口腔内に入れる。患者さんに大きく右側を向いてもらう。今度は右側にミラーを挿入したうえで軽く保持し、左側と同様の流れで撮影する

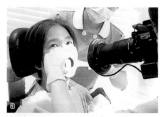

※写真はアシスタントありの場合

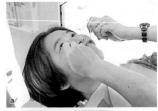

4 上顎咬合面観の撮影

術者の位置：12時

a 水平位にて上唇にフックを引っか
け、患者さんに保持してもらう

b 大きく口を開けてもらい、くもり
防止のために湯煎していたミラー
を口腔内に挿入し、撮影する

アシスタントありの場合
1〜2時の位置に立ち、撮影の間、
両方のフックを持っておく。

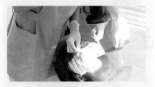

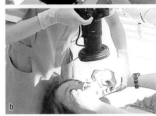

5 下顎咬合面観の撮影

術者の位置：7〜8時

a 下唇にフックを引っかけ、患者さんに
保持してもらう。顔はやや右に傾ける

b 大きく口を開け、舌先を口蓋につ
けるようにしてもらってからミラー
を口腔内に挿入し、撮影する

アシスタントありの場合
4時の位置に立ち、撮影の間、両
方のフックを持っておく。

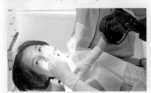

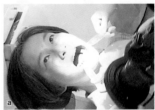

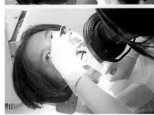

※写真はアシスタントありの場合

7 エックス線写真撮影のアシスタント

デンタルエックス線写真撮影

　現像液と定着液で現像するアナログフィルム、パソコンに取り込めるデジタル画像を撮影するイメージングプレート (IP) があります。

● **アナログ**

[準備するもの]

①**アナログフィルム**

②**インジケーター**(必要に応じて)

● **デジタル**

[準備するもの]

①**イメージングプレート**(IP)

②**フィルムケース**(事前にIPを入れておく)

③**インジケーター**(必要に応じて)

※場合によって口腔内の痛み防止用のフィルムカバーやフィルム固定に用いるロールワッテなども追加で用意する

アナログフィルムとフィルムケース
フィルムマーク(小さな突起)がある方がおもて面で、こちらを歯面に当てて撮影する。

IPとフィルムケース
フィルムの無地側がおもて面で、フィルムケースの黒い無地面と重なるよう封入する。この無地面を歯面に当てて撮影する。

インジケーター
フィルムの位置やコーンの向きを固定する器具。歯槽骨吸収の状態を見たいときに便利である。3種類から部位に合わせて選び、固定のためバイトピースを装着して用いる。

ケースに入ったフィルム
(凸型のフィルムマークが歯や歯肉と重ならない位置づける)

バイトピース
(患者さんがここを歯で噛む)

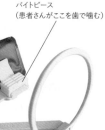

患者さんには撮影前に、造影の障害となるメガネ、ネックレス、イヤリングなどの金属が使われている装飾品は外してもらいます

● デンタルエックス線撮影の補助

（デジタルの場合、インジケーターなし）

動画をチェック！

#25

❶レントゲン室へ患者さんを誘導する
撮影前に防護エプロンを着用することもある

❷照射部位・時間の選択
室外にある撮影機器のパネルで照射部位・時間を選択する

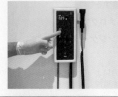

❸IP の位置づけ
担当医に撮影部位を確認し IP を位置づける。固定は患者さんに指で固定してもらう方法と、インジケーターで固定する方法がある

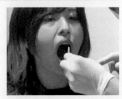

❹コーン（照射筒）の位置決め・照射
コーン先端の円内からフィルムがはみ出ないよう角度と向きを合わせる。このとき患者さんにコーンが当たらないよう注意する。完了したらレントゲン室から退室し、歯科医師か臨床放射線技師に声をかけて照射を行う

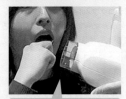

痛み防止のため、フィルムの角の丸いほうが口の奥に位置するように挿入する

❺IP の取り込み・撮像確認
「お疲れ様でした」と患者さんに声をかけながら入室し、患者さんの口腔内から IP を取り出す。IP を現像し確認後、患者さんに退室をうながす

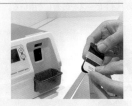

パノラマエックス線写真撮影

　機器が頭部の周りを回り、上顎骨と下顎骨全体を撮影します。データはチップや接続されたパソコンに蓄積されます。

動画をチェック！

#26

● パノラマエックス線撮影の補助(チンレストタイプの場合)

❶レントゲン室へ患者さんを誘導する
撮影前に防護エプロンを着用することもある

❷全身と頭部の位置づけ
患者さんに撮影装置の所定の位置についてもらう

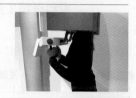

❸顎の固定
あらかじめ消毒しておいたチンレストに患者さんの顎を乗せる。ロールワッテなどを噛ませることもある

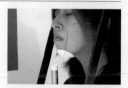

❹詳細な基準の決定
装置の機能に応じ、チップやビームなどで頭部の水平垂直的位置、咬合面・歯列などを基準に合わせる
(写真は犬歯の中央に垂直的位置を合わせている)

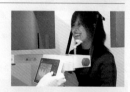

❺頭部の固定・照射
頭部を固定したら、アシスタントはレントゲン室から退室する。歯科医師または臨床放射線技師に声をかけて照射をお願いする

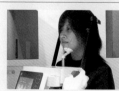

❻撮影終了、退室の誘導
入室し、「お疲れ様でした」と患者さんに声をかけ退室してもらう

アシスタント業務

8 麻酔のアシスタント

麻酔は歯科治療において頻繁に行われる診療行為ですが、介助の際に針刺し事故が多く発生するため、器具・器材を注意して扱う必要があります。（針刺し事故発生時の対応については216ページ参照）

電動注射器　#27　　手用注射器　#28

歯科医療で用いられる麻酔とは

● 麻酔法の種類

目的別に、主に3つの麻酔法が用いられています。

・表面麻酔法

刺入時の痛みを軽くするために粘膜に塗る、またはスプレーすることで感覚を麻痺させる方法

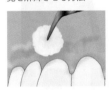

・浸潤麻酔法（浸麻）

歯科で最も多く使う麻酔法。注射器で粘膜・骨膜下に麻酔薬を注入し、局所的に感覚を麻痺させる

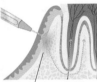

麻酔薬がしみとおる（浸潤）

・伝達麻酔法（伝麻）

神経のより中枢領域を麻痺させ、顎全体などより広い範囲に長時間麻酔薬を効かせるときに用いる

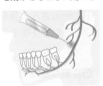

注射器の種類　※術者の好みによって使い分けられる。

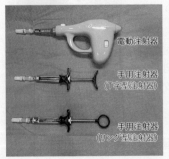

電動注射器

手用注射器（T字型注射器）

手用注射器（リング型注射器）

電動注射器

麻酔薬の注入スピードと圧を一定に保つことができるため、注入時の痛みをコントロールし、最小限の量で麻酔効果を得ることができる。最近は針のない注射器も開発されている

手用注射器

手で注入圧をコントロールできるため、圧のかかりすぎを防ぐことができる。また滅菌可能であるため、外科手術時に使用可能である（伝達麻酔法にはリング型注射器を用いる）

麻酔アシスタントの実際（電動注射器の場合）

❶表面麻酔の準備

トレーに小綿球と適量の歯科用表面麻酔剤を出しておく

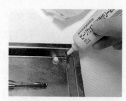

❷注射筒・注射針・麻酔カートリッジの準備

注射筒を滅菌バッグから取り出す際、中の器具に触れないよう注意する。注射針、麻酔カートリッジは、アルコール清拭してトレーに入れる

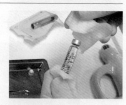

❸麻酔カートリッジの装填・装着

カートリッジホルダーに麻酔カートリッジを頭部（アルミキャップのある方）側から装填する。押し棒が奥まで戻っていることを確認し、着脱リングを本体側に押し下げながら注射器にカートリッジホルダーを装着する

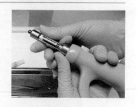

❹注射針の取り付け

注射針はキャップをひねって外し、注射筒にレストを置いて固定しながら針元から取り付ける。針刺しには十分注意すること

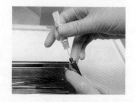

注射器のあとかたづけ

❶着脱リングを押し下げカートリッジホルダーを外す

❷注射針、麻酔カートリッジは専用容器に破棄する

※注射針除去時、針刺し事故予防のためリキャップ（キャップを戻すこと）は行わない

業務 アシスタント

9 外科手術(オペ)のアシスタント

外科手術ではアシスタントがすべき業務は多く、手術のスムーズな進行と成功のために重要な役割を担います。必要な器具や材料のチェックリストを作って過不足なく準備する、術式を把握して術者目線での業務遂行に努めるなどの工夫をしましょう。

動画をチェック!
#29

外科手術で準備する器具(歯周組織再生療法の場合)

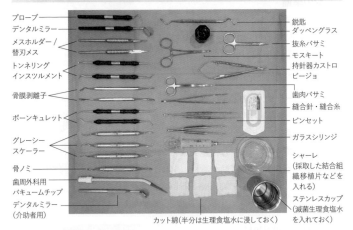

プローブ
デンタルミラー
メスホルダー/替刃メス
トンネリングインスツルメント
骨膜剝離子
ボーンキュレット
グレーシースケーラー
骨ノミ
歯周外科用バキュームチップ
デンタルミラー(介助者用)

鋭匙
ダッペングラス
抜糸バサミ
モスキート
持針器カストロビージョ
歯肉バサミ
縫合針・縫合糸
ピンセット
ガラスシリンジ
シャーレ(採取した結合組織移植片などを入れる)
ステンレスカップ(滅菌生理食塩水を入れておく)

カット綿(半分は生理食塩水に浸しておく)

● 外科手術のアシスタント(介助者)

第1介助

滅菌域※を担当。オペ中の吸引や術者への器具の受け渡し等を行う

第2介助

不潔域※を担当。必要器材の開封、ゴーグル装着などを行い第1介助を補助する

第3介助

主に写真撮影を担当。その他第2介助を補助する

※滅菌域：清潔域のうち、器具・器材などがすべて滅菌された区域
不潔域：滅菌・消毒がされていない清潔域以外のすべての区域

外科手術アシスタントの実際（歯周組織再生療法の場合）

❶切開

・血液は出血の見られたときのみ吸引する
・術者の視野を妨げないよう、血液は切開部辺縁から吸引する

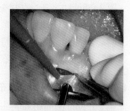

❷剥離

・剥離子をタイミングよく手渡す
・術野を見やすくするために血液を適切に吸引する

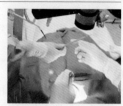

❸デブライドメント

・デンタルミラーで口唇を排除し、術野を確保する
・血液で汚れた器具はガーゼで拭ってきれいにする

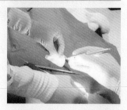

❹レーザー照射（必要な場合）

・第2介助は第1介助にゴーグルを装着し、レーザーの電源を入れ、フットペダルを術者の足元に移動する
・第1介助は口唇を圧排して視野を確保し、一方の手で血液を吸引する

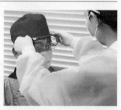

❺洗浄

・シリンジに生理食塩水を入れて術者に手渡す
・術者が口腔内を洗浄したらバキュームで手早く吸引する

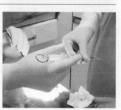

アシスタント業務

❻エッチング材の準備

・第2介助はエッチング材を準備する
・第1介助は準備されたエッチング材を術者へ手渡すと同時に口唇を排除して術野を確保する

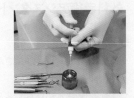

❼歯周組織再生材料の塗布準備

・第2介助は歯周組織再生材料と骨補填材料を開封する

※この際滅菌域に触れないよう十分注意する

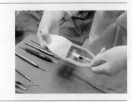

❽縫合の準備

・第2介助は縫合糸を開封する
・第1介助は縫合糸を術者へ渡した後、デンタルミラーで口唇を圧排して術野を確保する
・先端を細くしたバキュームチップで血液を吸引する

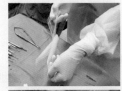

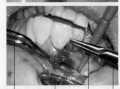

術者 ┗アシスタント 術者

❾結紮・縫合糸の切断

・抜糸ハサミで適当な長さに縫合糸を切断する

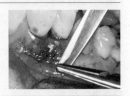

❿清拭

・持針器や縫合糸に付着した血液を、生理食塩水に浸したガーゼで清拭する

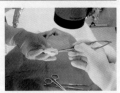

外科手術後のあとかたづけ

❶ドレープの除去

・粘着テープは180°折り返す方向に
　ゆっくり剥がす

動画をチェック！

❷オペ器具の片づけ

・切創に注意しながらメス刃をメスホ
　ルダーから外し、縫合糸とともに危
　険物入れに入れる(写真上)

・オペ器具はトレーにまとめて入れる
　(写真中)

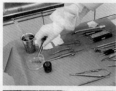

・ハサミなどの蝶番を有する器具は
　開いて消毒する

・ガラスシリンジは内筒を外す

❸浸漬洗浄

・血液の付着した器具は、血液分解
　作用のある酵素系浸漬洗浄剤に浸
　漬する(69ページ参照)

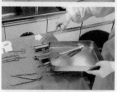

❹危険物の廃棄(写真下)

・メス刃や針などは専用容器に廃棄する

❺超音波洗浄(70ページ参照)

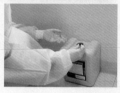

業務 アシスタント

● 外科手術後、患者さんに伝えよう(術後の注意事項)

動画をチェック！

#31

・当日は血行が良くなるような激しい運動、
　飲酒、湯船に浸かることを避ける

・抜糸までは傷口に歯ブラシを当てない

・処置部位は洗口剤でプラークコントロールする

・強くうがいしたり唾を強く吐き出す行為は避ける

・舌や手指で傷口に触れないよう注意する

・出血が起こったときは、ガーゼを噛むなどして圧
　迫止血してもよい(主治医からの指示に従う)

・抗菌薬は主治医の指示通りに服用する

・何か問題があった場合には主治医に連絡する

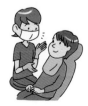

7 歯科治療に関する知識

7-1 歯科治療を記録する

1 歯科医院における診療記録とは

歯科医院で行う診療記録は漏洩を防がねばならず（守秘義務）、適切な開示請求には応じなければなりません（「個人情報の保護に関する法律」）。一方で、診療記録は患者さんの健康維持や行うべき治療を決定するために欠かせない医療情報でもあります。倫理と実務の両方で不可欠となる診療記録を、適切・的確に記録・管理していきましょう。

2 診療に用いる記録用紙と記録法

● 治療に用いる記録

①カルテ（歯科診療録）：5年間の保存義務
　　［歯科医師法 23 条2項］

②歯科衛生士業務記録：3年間の保存義務
　　［歯科衛生士法施行規則 18 条］

③患者さんから得た情報（問診票、おくすり手帳、診療情報提供書など）

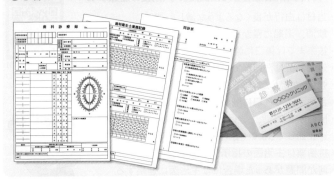

カルテへの記録

　検査・治療記録は1号用紙の下半分（上半分の記入については40ページ参照）と2号用紙に行っていきます。記入は診療を行った歯科医師が行うことが基本ですが、歯科医師が読み上げた情報をアシスタントが代理で記入し、歯科医師が内容を確認・承認することもあります。

● カルテ1号への診療記録（例）　※用紙の様式は一例です。

　1号用紙の下半分には下記のような内容を記入します。

[傷病名]
進行度も含めた病名を記載する
✕ C　P　Pul

[職務]
患者さんが船員保険加入者の場合、該当する方に○を付ける。
上：職務上　外：職務外

[治療開始]
診断され治療を始めた日

[治療終了]
治療が終了した日

[転帰]
治療終了時に治癒、死亡、中止を記載する

部位	傷病名	職務	開始	終了	転帰
$\frac{54}{\,56}$	P1	上外	26年6月5日	年月日	
$\frac{763{+}7}{7{+}47}$	P2	上外	26年6月5日	年月日	
$4{|}$	C2	上外	26年6月16日	年月日	治癒
${|}6$	C3急化 Per	上外	26年7月1日	年月日	
		上外	年月日	年月日	
		上外	年月日	年月日	
		上外	年月日	年月日	

[主訴]その他概要
1ヵ月前から歯がときどきしみる
歯石をとってほしい

傷病名	労務不能に関する意見		入院期間	
	意見書に記入した労務不能期間	意見書交付		
	自　年　月　日 至　年　月　日　日間	年　月　日	自　年　月　日 至　年　月　日　日間	

[歯式]
・初診時の歯式を記載する
・再初診時は上から新しい用紙をのり付けして記載する
・独自の略語を使用しないこと（55ページ参照）

[主訴]その他概要
・患者さんの言葉そのままを記載する
・アレルギー、既往歴、常用薬などもあれば記載する

※主治医の記載漏れがないか確認する
※欄がなくなったら上から新しい用紙をのり付けする

歯科治療に関する知識

● カルテ2号への診療記録（例）

　2号用紙には治療内容、経過、医療者側から患者さんへの説明や対応、患者さんの話の内容などを記入します。入力はレセプトコンピュータで歯科医師が行い、印刷した紙を歯科医師が確認後、負担金徴収額にある費用を支払ってもらいます。

日付と患者さんの氏名を必ず記載・確認する

治療に応じた点数を算出

3頁　　9110　　歯科 太郎

日付	部位	療法・処置	点数	負担金徴収額
R3年 6/16		歯科再診料	53	
		明細書発行体制等加算	1	
		再診時外来診療環境体制加算1	3	
		S：前回治療後痛みがなくなった	-	
		O：4⌐仮封脱離なし。自覚症状なし	-	
		A：症状改善。インレー合着へ	-	
	4⌐	金銀パラジウム（金12%）	623	
	〃	インレー小臼歯（複）	〃	
		面 =OD	-	
		装着料	45	
		接着性レジンセメント（標準型）	17	
		ジーセム	-	
		P：次回2⌐麻酔して光CR充填へ	-	
		日計	751	2250

1つの枠には1項目についてのみ記載する

一文が長く枠からはみ出る場合は次の枠へ続けて記入する

各処置に何を使ったか具体的に記載する

クイント 三郎 ㊞

SOAPの記載（104ページ参照）

歯科医師の署名・承認印

その日患者さんが支払う会計を試算

※用紙の様式は一例です。

歯科衛生士業務記録

　患者さんの話からどのような情報を受け取り、歯科衛生士がどのような業務・対処を行ったかを具体的に記載していきます。後から見て経過がわかるように記入しましょう。歯科衛生士実地指導料算定にも必要な書類です。

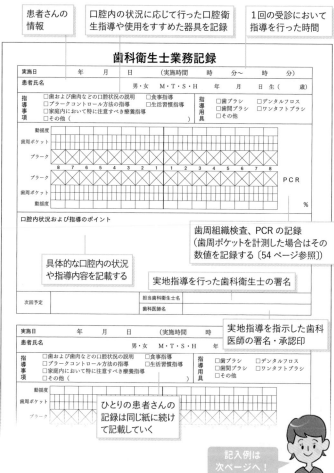

患者さんの情報

口腔内の状況に応じて行った口腔衛生指導や使用をすすめた器具を記録

1回の受診において指導を行った時間

歯周組織検査、PCR の記録
（歯周ポケットを計測した場合はその数値を記録する〔54 ページ参照〕）

具体的な口腔内の状況や指導内容を記載する

実地指導を行った歯科衛生士の署名

実地指導を指示した歯科医師の署名・承認印

ひとりの患者さんの記録は同じ紙に続けて記載していく

記入例は
次ページへ！

※用紙の様式は一例です。

S O A P

SOAP は医療分野で多く採用されている記録方式です。診査・問診から得た患者さんの情報を「S：主観的情報」「O：客観的情報」「A：情報分析」「P：ケアの計画」にわけて記述していくことで、問題点や評価が理解しやすく、歯科医師や他のスタッフとの情報共有や検討、確認が行いやすくなります。なおこれに「I：介入」「E：期待される結果」を加えた SOAPIE という方式も採用されつつあります。

S subjective　**主観的情報**

主訴など、患者さん自身から発せられた情報
[例]「歯を磨くと血が出る」
　　「歯磨きは 1 日 3 回行う」
　　「ときどきむせることがある」

O objective　**客観的情報**

検査・視診から得られた情報、患者さんの観察から得られた所見
[例]「歯肉腫脹あり」
　　「超音波スケーリング中にムセあり」
　　「歩幅が狭い」

A assessment　**情報分析**

主訴(S)と所見(O)をもとにした歯科衛生診断
[例]「歯周病予防の知識・歯磨き技術の不足のため歯肉の炎症を増悪させている」
　　「加齢による摂食嚥下機能の低下」

P plan　**ケアの計画**

予防的措置や歯科衛生指導計画
[例]「歯磨きの方法を指導」
　　「出血を怖がらず磨けるよう正しい歯周病の知識を伝える」

なお客観的情報（O）には、患者さんを診療室へ呼んだときから観察した情報（声の大きさや調子、姿勢、歩き方）を入れましょう。高齢患者ではユニットの倒し方、嚥下状態、また口腔内は、歯・歯肉、口唇、舌、口蓋、頬粘膜も観察・記録し、診療に情報を活用しましょう。

● 歯科衛生士業務記録用紙への SOAP 記述例

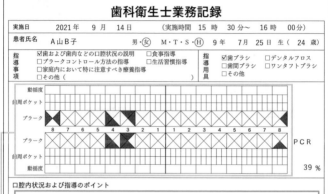

歯科衛生士業務記録

| 実施日 | 2021 年　9 月　14 日 | （実施時間　15 時　30 分〜　16 時　00分） |

| 患者氏名 | A山B子 | 男・⊛　M・T・S・Ⓗ　9 年　7 月　25 日 生（ 24 歳） |

| 指導事項 | ☑歯および歯肉などの口腔状況の説明　□食事指導
□プラークコントロール方法の指導　□生活習慣指導
□家庭内において特に注意すべき療養指導
□その他（　　　　　　　　　　　） | 指導用具 | ☑歯ブラシ　□デンタルフロス
□歯間ブラシ　□ワンタフトブラシ
□その他 |

PCR

39 %

口腔内状況および指導のポイント

S ・ 主訴「詰めものが取れた」
　・ 歯磨きは 1 日 3 回
　・ 歯磨きの指導を受けたことがあるものの、定期的な受診はしていない
　・ つける歯磨剤は少しだけ。フッ化物配合について気にしたことがない
　・ 健康にいいので牛乳を毎日お風呂上がりに飲んでいる
　・ 酒は飲まないが、ジュースや炭酸飲料は好きである

O ・ 右上 6 インレー脱離
　・ 二次う蝕あり
　・ フッ化物利用が少ない

A ・健康への関心はあるがう蝕予防のための知識不足で適切な口腔保健
　　行動がとれていない
　・正しいプラークコントロールについての知識と技術の不足

P ・ 歯磨きの方法（歯面の向きに合わせて歯間に当てる）
　　歯ブラシの動かし方（横に小さく）
　・ う蝕の再発予防、甘味やフッ化物利用の指導
　・ 問診（歯磨き習慣、生活習慣について）、TBI（プラーク付着部位の磨
　　き方、間食指導〔時間と回数を決める〕）

歯科治療に関する知識

1 プラークコントロールによる疾患予防

２大歯科疾患といわれるう蝕と歯周病の原因は、口腔内の細菌です。細菌はプラーク(歯垢)に多く存在するため、プラークコントロールが欠かせません。その指導(歯科保健指導)も、歯科衛生士の大切な役割です。プラークコントロールでの疾患予防には以下の両方が必要です。

動画をチェック！

公益財団法人ライオン歯科衛生研究所のページに移動します
#32

❶ 患者さん自身のセルフケアに対する歯科保健指導
❷ プロフェッショナルケア

❶ 歯科保健指導

個体差は？
・歯の質・咬合状態
・歯並び・口腔内細菌
・唾液の量と緩衝能

食生活は？
・食事の規則性
・間食の有無

習癖は？
・口呼吸・食いしばり

フッ化物利用状況は？

患者さん自身の
プラークコントロール
・ブラッシングの頻度
・歯間清掃の習慣

患者さんに寄り添って実施可能なことを指導

❷ プロフェッショナルケア

フッ化物塗布

歯面清掃
(PMTC)

スケーリング・
ルートプレーニング
(SRP)

患者さんの清掃が難しい部分をケア

プラークコントロールでう蝕や歯周病などを予防するには、まず
ブラッシングをきちんと身につけてもらうことが大切です。

適切なブラッシングを行うことができているか

- 染め出し液によるプラーク染め
  出し、プローブを使ったプラー
  ク付着状況の確認
- 実際のブラッシングの仕方を
  チェアサイドで観察してチェック

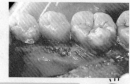

**患者さん自身に口の中の状態や
清掃状態を知ってもらう**

大臼歯舌側の
プラークは患者さんに
見落とされやすい！

　プラークコントロールには、歯磨きの習慣だけでなく、食習慣、
習癖、個体差やフッ化物の利用状況なども影響します。これらを医療
面接でチェックしたうえで、実施できる歯科保健指導（ブラッシング
指導や生活習慣指導）を患者さんに寄り添いながら行います。

　また、患者さんが自宅でできない範囲のケアを、プロフェッショ
ナルケアとして行います。これには予防措置としての機械的歯面清掃
（PMTC：118ページ）やフッ化物塗布（120ページ）、さらに歯周基
本治療（170ページ）も含まれます。

● 患者さんとよいコミュニケーションをとるには

　指導内容は一度に伝えるのではな
く、医療面接で得られた情報から患
者さんに今必要なことを歯科衛生士
が考え、選んで伝えます。たとえば
一律に「1日3回磨く」と伝えるので
はなく、新たなプラークコントロー
ル習慣を身に付けられるよう、患者
さんのライフスタイルや生活環境に
合わせて提案します。

患者さん自身から「○○やって
みます」という自発的な言葉が
出るように、小さな目標を立て
ることも大切です

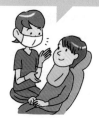

2 ブラッシング指導（口腔清掃指導）

　患者さんのプラークコントロール技術の向上や歯磨き習慣定着のために、歯科衛生士は下記のようなことを行います。

①適切な歯ブラシの選び方を伝える
②適切なブラッシング方法を伝える
③適切で実現可能なブラッシング習慣を患者さんと一緒に考える

こうして歯磨きが歯を守る

❶ 食べものから唾液に溶出した糖タンパク成分が歯面へ膜状に付着すると（ペリクル）、口腔内にいる細菌がそこに付着しやすくなります。その細菌が増殖し、グリコカリックス（糖衣）プラークを形成します。

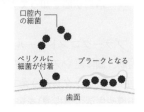

❷ 放っておくとプラークは増殖し、それにともない内部の細菌も多様化し増殖します。すると細菌の力が強くなります。これがう蝕や歯周病を引き起こすリスクとなります。

❸ 薬剤では取り除きにくいプラークは、歯磨きで除去することができます。プラークがつくられる前、細菌の力が強くなる前に歯ブラシで取り除きます。歯間にはデンタルフロスや歯間ブラシを使用します。

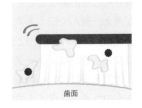

歯ブラシの選び方

以下のポイントをふまえ、患者さんと一緒に選んでいきましょう。

● ヘッドのサイズ

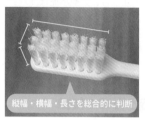

縦幅・横幅・長さを総合的に判断

・できるだけコンパクトで厚さが薄いものが良い。大きすぎると歯ブラシを適切な方向・角度で歯面に当てることが難しく、磨き残しが多くなる

・歯ブラシを細かく動かすのが苦手な患者さんには、長めのヘッドや電動歯ブラシが有効

● 毛先・毛束の加工

毛先：ラウンドカット
毛束：フラットカット

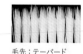

毛先：テーパード
毛束：フラットカット

・毛先の加工

ラウンドカット毛：歯肉が傷つかないよう毛先が丸く加工されている。接地面積の多さによりプラーク除去効率が高い

テーパード毛：先端が細くなっており、歯肉溝に挿入しやすい

・毛束の形状

接地面積が多いフラットカットは、プラークを効率良く除去することができるうえ、かかと磨きやつま先磨きにも向いている。他には歯間部にフィットする山切りカットがよく知られている

● 毛の硬さ・素材

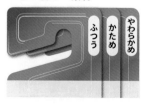

ふつう　かため　やわらかめ

・基本は「ふつう（M）」の硬さを選ぶ

・歯肉の腫脹・発赤・出血のある患者さんや、磨く力が強すぎて歯肉退縮や象牙質の摩耗が起きている患者さんには「やわらかめ（S）」を選ぶ

・自然毛（動物などの毛）は乾燥しづらく細菌が増殖してしまうため、ナイロン毛が好ましい

● **柄の形状**

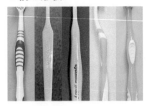

・いつもの歯ブラシで適切な握り方「ペングリップ」ができるか、実際に握ってもらって確認するとよい

・手に力が入りづらい人や小児は、「パームグリップ」(グーで握るようにもつ)できるやや太めのハンドルや滑りにくいシリコン素材を使ったハンドルを選ぶ

適切なブラッシングを行うための知識

　プラークを確実に除去し、かつ歯肉を傷つけない方法として、一般的にはスクラッビング法を用います。歯肉の状態によっては、別のブラッシング法を指導することもあります。どの方法でも、歯ブラシはペングリップまたはパームグリップで持ちます。

● **握り方**

ペングリップ
ペンを握るのと同じ持ち方

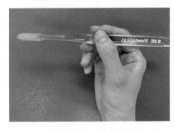

パームグリップ
グーで握るように持つ

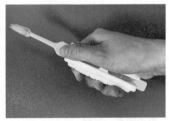

● **歯磨剤の適切な量とは**

使う歯磨剤が多過ぎると口の中の爽快感が強く、磨き切れていなくても磨けたような感覚になってしまうことがあります。適量は豆粒程度の量であることを患者さんに伝えましょう。

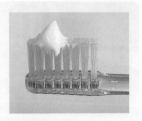

● 磨き方

スクラッビング法

歯軸に対して 90°にブラシを当て、小刻みに横磨きする方法。舌側は 90°に歯ブラシを当てることが難しいため、45°を意識する。

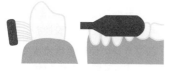

歯の頬側では、歯軸に対して 90°にブラシを当て、小刻みに横磨きする

歯の舌側や臼歯部では歯軸に対し 45°にブラシを当て、小刻みに横磨きする

バス法

軟らかめの歯ブラシを使い、歯軸に対して 45°となるようブラシを当て、歯肉溝に毛先を軽く入れ、近遠心的に揺らすようにして磨く。歯肉の付着に緩みのある部位や歯肉に発赤・腫脹・出血がある患者さん向け。

前歯部 / 臼歯部、頬側 / 舌側のいずれにおいても歯ブラシの毛先を歯軸に 45°の角度で歯肉溝に挿入し、軽い力で振動（圧迫振動）させることでプラークをかき出す

フォーンズ法

上下の歯を咬んだまま歯ブラシを歯軸に対し 90°に当て、円を描くように回し磨いていく。小児や小刻みに歯ブラシを動かせない患者さん向けの方法。

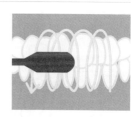

一歯縦磨き法

1歯面を縦3つに割り、左右部分はそれぞれ側方から 90°に、中央は歯面に対し 90°にブラシを当てて磨く。叢生のある患者さん向け。

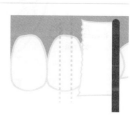

またいずれのブラッシング方法でも、下記のポイントをおさえながら歯磨きを行うよう患者さんに伝えます。

● 患者さんに伝えよう！歯みがきのコツ

- 歯ブラシは小刻みに動かし、1歯につき20〜30回ていねいに磨くことを心がける
- 歯肉を傷つけないよう、力の入り過ぎに注意する（ペングリップであれば適切な力は150〜200gになる）
- 鏡で口腔内をよく観察しながら磨く
- 歯磨きは毎食後行う

- 歯ブラシはひと月を目安に、または毛先が広がった時点で交換する
- 歯ブラシの使用後は流水でよく洗って乾燥させる（雑菌の繁殖を抑えるため）
- 磨き残しをしないように磨く順番を決める（例：磨き残しの多い苦手なところから磨き始める、下図のように一筆書きで進めていくなど）

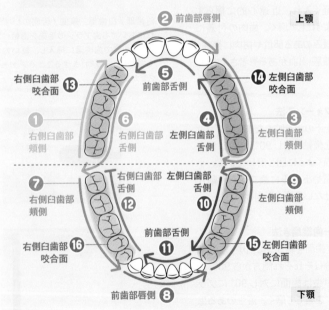

日本歯科医師会. お口の病気と治療 歯周病. https://www.jda.or.jp/park/trouble/index_04.html (2022年1月20日アクセス)を参考に作成

● ブラッシング指導の流れ

❶ 普段の歯磨き習慣を確認

・歯磨きする時間
・歯磨きする回数とタイミング
・使用している口腔内清掃器具を口頭で確認する

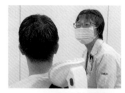

❷ 普段の歯磨きの様子を観察

・手鏡を持ってもらい、プラークの付着箇所を確認してもらう
・いつも使っている歯ブラシやその他の清掃器具で歯磨きしてもらう

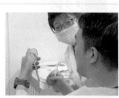

❸ 適切な歯磨きの仕方を説明しながらデモンストレーションする（1）

・まずは顎模型で説明を行って、客観的に磨き方を理解してもらう

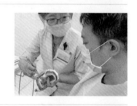

❹ 適切な歯磨きの仕方を説明しながらデモンストレーションする（2）

・適切な歯磨きを感覚で身につけてもらうため、歯科衛生士が患者さんの口腔内で実施する

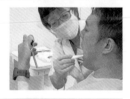

❺ 指導を参考にして、再度歯磨きを患者さんにやってもらう

・説明を受けたうえで行われる患者さんの歯磨きを観察する。修正の必要があれば、手を添えて行う

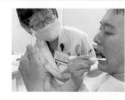

歯科治療に関する知識

次の来院時に再評価し、正しいブラッシングが定着しているか確認することが大切です！

動画をチェック！

#33

歯ブラシ以外の口腔清掃補助用具

　歯ブラシだけでは歯間部や歯頚部のプラークが落とし切れていない患者さんには、その特徴や条件に応じた口腔清掃補助器具を一緒に選び、少なくとも1日1回、特に就寝前に歯ブラシと併用することを指導しましょう。

● 歯間ブラシ

　歯頚部間に通す細いブラシで、細かい部分や最後臼歯遠心を歯ブラシで磨くことが難しい患者さん、矯正歯科治療中の患者さんにすすめます。素材やブラシの形状などにバリエーションがあります。

動画をチェック!

#34

ブラシの素材	**針金タイプ** プラーク除去効果は高いが、力を入れすぎると歯や歯肉を傷つけることも ※インプラント用は針金がコーティングされている	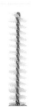	**ゴムタイプ** プラーク除去効果は低いが、歯肉や歯質を傷つけにくいため歯間ブラシの導入やインプラントを埋入した歯列に適している	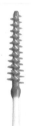
ブラシの形状	**ストレート** ブラシの毛の長さが一律のタイプ。動かすと均一の力がかかる		**テーパー** ブラシの毛束が先に行くにつれ短くなるタイプ。複雑な形態やさまざまな歯間スペースの大きさに対応する	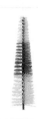
ハンドルの形状	**I字型** 前歯部に通しやすい		**L字型** 臼歯部に通しやすい	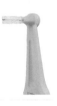

ブラシのサイズ　メーカーによってさまざまなバリエーションが用意されている。歯間の広さに応じて選択する

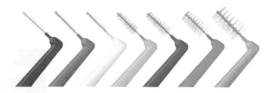

写真提供：ライオン歯科材

● 指導で患者さんに伝えること

・挿入角度(水平に入れる)や挿入圧に注意(右図)

・歯間に挿入したらブラシ部分を歯頸部に沿わせ、5回ずつこする

・歯間に合ったサイズのブラシを選ぶ(通したときにきつと感じず、毛が潰れない程度に密接するもの)

・歯間鼓形空隙の両側の歯面をこする。指導では今どこを磨いているのかを意識させる

・裏側(舌側)からも挿入する。またブラシの水平は保ったまま、近遠心的に挿入角度を変えることで偶角部分も磨くようにする(右図)

・間違った挿入角度やワイヤー部で歯肉や歯を傷つけないよう伝える

・最後臼歯遠心も磨く

・ブラシの毛が潰れてきたら新しいものに交換する(毎日の使用で2週間が目安)

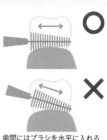

歯間にはブラシを水平に入れる

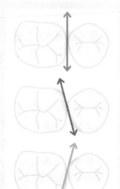

頬側からだけでなく舌側からも歯間ブラシを通し、角度を変えることで偶角の磨き残しがないようにする

● デンタルフロス

　糸状で、歯頚部〜切縁まで歯間のプラークを除くことができます。患者さんの好みや使いやすさに合ったものを選択しましょう。

動画をチェック！

#35

指巻きフロス	**ワックスタイプ** ロウでコーティングされており、滑りが良く動かしやすい	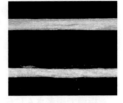
	アンワックスタイプ コーティングがなく、プラークを絡め取りやすい	
ホルダー付き フロス	**F字型** 前歯部〜小臼歯部に	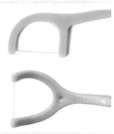
	Y字型 小臼歯部〜大臼歯部に	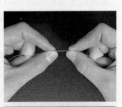

●指導で患者さんに伝えること

・指巻きフロスは 40cm くらいにカットして両手の中指に巻きつけ、人差し指と親指の間で1cm くらいに短くピンと張って用いる

・フロスを咬合面から歯間に入れると、歯の接触点を越えるときにはじかれて歯肉溝に入り込み、歯肉を傷つけてしまうことがある。頬舌的にスライドさせながらゆっくり入れるようにする

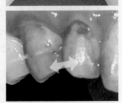

・歯間ではフロスを左右両方の側面に沿わせ、上下にずらしながらプラークを擦り取る

● ワンタフトブラシ

ヘッドにブラシ束が1つある歯ブラシです。歯頚部や叢生部分、最後臼歯遠心、孤立歯（隣り合う歯がない歯）、矯正装置周囲などの通常の歯ブラシでは磨き切れない部分を念入りに磨くときに用います。

動画をチェック！

#36

ブラシ束の形状

ペンシル型
ブラシ束が円錐形にカットされており、歯ブラシが行き届きにくい歯頚部や広めの歯間部、歯肉とクラウンマージンの間などの清掃に向いている

平型
ブラシ束がフラットにカットされており、歯肉の付着が緩くなっている歯周ポケットや根分岐部、ブリッジの下を通して清掃するのに向いている

●指導で患者さんに伝えること

・ペンシル型と平型の特徴をよく理解し、幅広く応用する

・最後臼歯や萌出（歯が生えること）中の歯、半埋伏智歯、孤立歯など歯ブラシで当てにくい部分のポイント磨きに使用する

・ブラシを歯と歯肉の境目に沿わせてなぞるように動かす、あるいは歯と歯の間で小さな円を描くように動かす（右図）

・最後臼歯遠心も磨くようにする

・歯ブラシと同じように、毛先が広がってきたら交換する

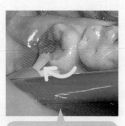

歯と歯肉の境目をなぞる

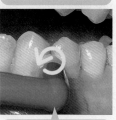

歯間部は円を描くように

歯科治療に関する知識

3 機械的歯面清掃 (PMTC)

患者さん自身によるプラークコントロールで取り除けないプラークや色素沈着などの付着物を、回転機器やエアーポリッシングを用いて歯科衛生士が取り除くプロフェッショナルケアのことを機械的歯面清掃(PMTC：Professional mechanical tooth cleaning)といいます。

動画をチェック！

#37

歯周基本治療やメインテナンス時、また う蝕治療や補綴治療前に歯の着色を落とし、辺縁歯肉の状態を整える際にも行います。

PMTC の種類と準備

● ポリッシング

300~1,000回転程度の低回転に設定したエンジンにPMTC用のチップを装着し、チップでペーストを歯面に塗布し、注水をせずに研磨します。

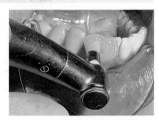

[準備するもの]

①研磨用ペースト
ワンステップタイプが多いが、研磨剤の粗いものから細かいものへ順に使うものもある

②ブラシコーン
プラークが多く付着しているときに使う

③ラバーカップ
平滑面での使用が効果的

④シリコンチップ
歯間部に使用する

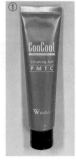

●ポリッシングの注意点

・チップを歯面に強く押しつけすぎない

・回転数を上げすぎるとペーストが飛び散るため、回転数のコントロールは慎重にする

・粗さの異なるペーストを使う際はチップを使い分ける

・PMTC後にペーストが口の中に残らないよう、洗口やスリーウェイシリンジによる洗浄を行う

● エアーポリッシング

エアーポリッシングは、パウダーを水とエアーと一緒に歯面に吹きつけて、色素沈着を効率的に除去します。

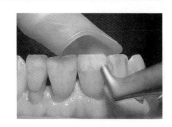

●エアーポリッシングの注意点

・歯肉側から歯冠側に向けて噴霧する

・施術後、ペーストによる仕上げ研磨が必要な場合がある

・パウダーの成分により、高血圧など全身疾患のある患者さんに使用してはならない場合もある

・修復物やインプラントには使用できないパウダーもある

・噴霧したパウダーが患者さんの顔や衣服にかかることがあるため、

首元までエプロンをしっかりかけ、ペーパータオルなどを顔にかける

・口腔外バキュームを用いるとよい

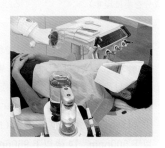

歯科治療に
関する知識

患者さんから「すっきりした」「気持ちよくなった」と実感してもらえるPMTCを目指しましょう。「またPMTCをしてもらいたい」という実感がメインテナンスなどの継続につながります

4 フッ化物歯面塗布

俗に「フッ素」と呼ばれているフッ化物配合薬剤を歯面に塗布し作用させることによって、う蝕への抵抗性を高めます。塗布は歯科医師や歯科衛生士が行います。

フッ化物の３大効果

F：フッ化物　Ca：カルシウム　PO：リン酸

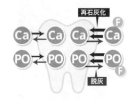

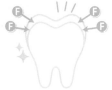

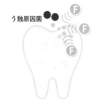

再石灰化促進/脱灰抑制

フッ化物の成分が酸で溶けたエナメル質を修復する（溶け出したミネラル成分を歯に戻す）

歯質の強化

フッ化物の成分が再石灰化時により酸に強いエナメル質をつくる

酸産生抑制

う蝕原因菌が酸を出す活動（酸産生）を抑え込む

ただフッ化物を塗布しただけでう蝕予防になるわけではありません。患者さんには歯科保健指導を行い、定期受診をすすめましょう。またセルフケアではフッ化物配合の歯磨剤（5歳以下 500ppm、14歳以下 950ppm、15歳以上 1,450ppm が望ましい）の使用をすすめるなどして、プロケア・セルフケア両方からのアプローチで歯を守ることを伝えましょう。

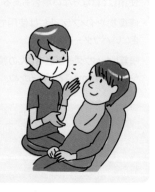

フッ化物薬剤のタイプ

液体

行き渡りやすいが流れやすく、どこまで塗布したかがわかりづらい

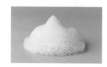

フォーム（泡状）

塗布がしやすく、液体より流れにくい。行き渡りやすさは液体に劣る

ジェル（ゲル）

どこまで塗布したか見えやすく流れにくいが、薬剤が行き渡りづらい

酸性の薬剤は金属を腐食させるため、補綴装置やインプラントの埋入された口腔内には中性の薬剤を用いる。ただし中性の薬剤は塗布回数が酸性のものよりも増える

フッ化物塗布の方法

　歯面塗布には、9,000ppm 以上のフッ化物が添加された製品を用います。塗布方法には最も一般的に用いられている綿球法のほかに、歯ブラシ法、トレー法などがあります。

動画をチェック！

#38

● 綿球法

準備するもの

・フッ化物ゼリー（2g 未満。パイル皿のくぼみにすり切り1杯＝約1g）

・直径4mm 程度の小綿球か綿棒4つ程度

・タイマー

適応歯

・萌出したての歯

・歯根露出部位がある歯

・初期の白濁歯（初期う蝕）

塗布の頻度

・1〜2回 / 年

フルオール・ゼリー歯科用2％
（ビーブランド・メディコーデンタル）
リン酸酸性フッ化ナトリウムゼリー。
フッ化物イオン濃度：2％NaF
（9,000ppm）

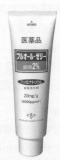

フッ化物塗布（綿球法）の手順

事前準備

歯面にフッ化物を十分に作用させるため、事前に歯面清掃を行い、プラークを除去しておく（基本的に研磨剤を用いる必要はない。使用した場合はフッ化物がよく作用するよう十分洗い流す）

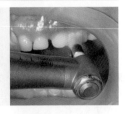

❶ 防湿

ロールワッテを入れ、唾液によって薬液が薄まり流れるのを防ぐ。アングルワイダーで口唇を排除してもよい。

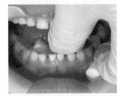

❷ 歯面乾燥

スリーウェイシリンジからエアーを出して歯面を乾燥させる。排唾管を併用すると、唾液で薬液が流失するのを防げる。

❸ 薬剤の塗布

小綿球か綿棒で薬剤を歯面全体に塗布する（上下顎を2ブロックずつに分割し、綿球・綿棒1つあたり1ブロックを塗布）。タイマーを3分にセットし、口腔内をフッ化物で湿潤した状態に保つ。

塗布時のポイント

・下顎は唾液が滞留しやすく、上顎の方が防湿が容易であるため、上顎→下顎の順に塗布する
・口腔内のワッテなどから絶対に手を離さない（体動があり落下の危険性がある場合は糸を付けたワッテなどを準備する）

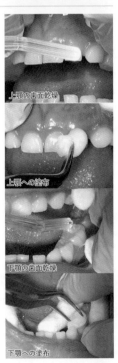

上顎の歯面乾燥

上顎への塗布

下顎の歯面乾燥

下顎への塗布

❹ 余剰薬剤・防湿器具の除去

所定の時間が経過したら、ロールワッテやアングルワイダーを外し、口腔内に残った薬剤を乾綿球でぬぐう。

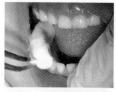

患者さんに声をかけて口の中にたまっている唾液をスピットンに吐いていいことを伝える。

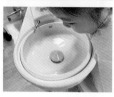

❺ 塗布後の注意事項の説明

・塗布後30分は飲食や洗口を控える

・その間、口に溜まった唾液は吐き出してよい

・次回の塗布の時期の目安を伝える

・嘔吐・腹痛・下痢などの急性中毒症状が出た場合は、牛乳などカルシウムが多く含まれる食べものをとってもらう(カルシウムイオンがフッ化物イオンと結合して、消化管での吸収を弱める効果を期待する)。症状が改善しない場合は内科の受診をうながす

薬剤の保管方法

・冷暗所に保管する

・使用期限を遵守する

・フッ化物はガラス製品を侵蝕しやすいため、プラスチック容器を用いる

歯科治療に関する知識

1 う蝕（むし歯）とは何か

う蝕とは、ミュータンス菌などのむし歯原因菌が食後に口腔内の糖質を分解するときに出す酸によって歯質を溶かしていく疾患です。う窩ができると、そこから歯の内部にむし歯原因菌が侵入していきます。

#39

う蝕の段階

CO ［しーおー］

エナメル質に変化はあるが、う窩のできていない初期段階で、無症状。O は observation（経過観察）のこと。Ce ともいう。

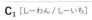

［対応］
・プラークコントロールや食生活の指導
・再石灰化療法と経過観察

C₁ ［しーわん / しーいち］

エナメル質にう窩ができた段階。無症状。

C₂ ［しーつー / しーに］

う窩からう蝕が象牙質まで侵入した段階。しみることもあるが、多くは無症状。

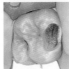

［対応］
・コンポジットレジン（CR）による直接修復・間接修復（126 ページ参照）

C₃ ［しーすりー / しーさん］

う蝕が歯髄まで到達した段階。強くしみたり、ずきずきと痛んだりする。

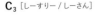

［対応］
・抜髄し、歯内療法を行ったうえで、CR やクラウンで修復

C₄ ［しーふぉー / しーよん］

う蝕が歯冠をすべて溶かして歯根しか残っておらず、歯髄が死んで腐敗している。歯肉の腫脹、疼痛、排膿が起こり得る。

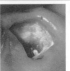

［対応］
・基本的に抜歯

う蝕の原因

　う蝕の原因には「細菌」「糖質」「歯質」の３つの要素があり、このすべてが重なったときに脱灰と再石灰化のバランスが崩れて歯質が溶出し、やがて時間の経過とともにう蝕が生じます。

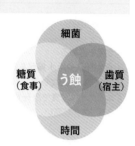

● 脱灰と再石灰化

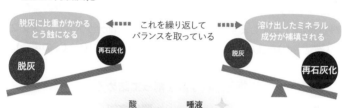

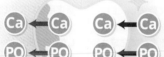

脱灰に比重がかかるとう蝕になる

これを繰り返してバランスを取っている

溶け出したミネラル成分が補填される

脱灰　再石灰化

脱灰　再石灰化

酸　　唾液

脱灰
細菌が糖質分解時に排出した酸で、カルシウムなどのミネラル成分が溶出する

再石灰化
唾液から歯質にミネラル成分が取り込まれる。唾液が少ないと再石灰化しにくくなる

う蝕を防ぐには

　脱灰と再石灰化のバランスが取れていれば、う蝕の進行を防ぐことができます。そのためには、「プラークコントロール」「食生活の管理」「フッ化物の応用」を日常的に行うことが重要です。

細菌
プラークコントロール
細菌量の減少
歯みがきなど
(108 ページ参照)

糖質
食生活の管理
脱灰回数の減少
食生活の聞き取り、見直しなど

フッ化物の応用
再石灰化の向上
フッ化物入り歯磨剤の使用、フッ化物塗布(120 ページ参照)

歯の強化

2 う蝕の治療（修復治療）について

下記の場合、修復治療が必要となります。

動画をチェック！

#40

①う窩を認める
②食物圧入や冷水痛がある
③審美的に困っている
④エックス線写真で象牙質の1/3を越える病変がある
⑤う蝕リスクが高い

※特に複数認められる場合はただちに修復治療を行う

　う蝕の治療は、基本的にう蝕原因菌が感染した歯質を削り取り、そこにコンポジットレジン（CR、セラミックスとプラスチックの複合材料）や金属で封をします（C_1、C_2の場合）。感染部分が大きいとクラウン（被せもの）を装着したり、抜髄・抜歯処置をします（C_3、C_4の場合）。

修復治療（う蝕を削って詰める）

● 直接修復

う蝕部分だけを削って除去し、主にCRをその削った部分に直接詰め、患者さんの口の中ですべて完成させる方法。比較的小規模のう蝕で行われる（CR充填）。

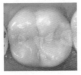
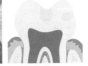

メリット
・保険適応（保険適応外CRもある）
・歯を削る量が最小限ですむ
・審美性に優れる
・最も接着強度が高い
・1日で仕上がる
・補修（リペア）が簡便である

デメリット
・強い力や時間の経過で修復部分が欠けたりすり減ることがある（補修可能）

● 間接修復

修復用材料に応じた設計原則どおりにう蝕とその周辺を削って除去し、採得した印象（歯型）から歯科技工士が作ったインレーを装着する方法。中等度〜広範囲のう蝕で用いることが多い。

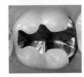
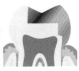

メリット
・精密な補綴装置を作製できる
・材質を選択することができる
・銀歯は保険適応

デメリット
・う蝕以外に健全な歯質も削る必要あり
・接着強度が直接修復より劣る
・通院回数が複数回となり、その間仮封することになる
・金属を使う場合は審美性が劣る

修復治療の流れとアシスタントワーク

● 直接修復（コンポジットレジン修復）の流れ

❶ 麻酔 ※必須ではない

以下の場合に麻酔を行う。

・術前に痛みがある場合
・う蝕が深い場合
・患者さんが痛みに弱い場合

[準備するもの]

表面麻酔剤	麻酔カートリッジ
注射器・注射針	綿球・綿棒

[アシスタントワーク]

・綿球に表面麻酔剤を取る
・注射中に漏れた麻酔薬をバキュームで吸引する

❷ シェードテイキング（色合わせ）

前歯などの審美症例で、他の歯と色を合わせたり患者さんの好む色味にするために行う。

[準備するもの]

シェードガイド（CRに付属しているものでも可）

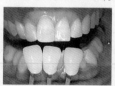

[アシスタントワーク]

・ユニットのライトを消す
・決定した色（材質）のCRを準備する

❸ う窩（＝う蝕でできた穴）の開拡・感染象牙質の除去

う蝕検知液で感染部分を染色しながらう蝕を除去する。

[準備するもの]

タービン	コントラ	ラウンドバー
スプーンエキスカベータ		
う蝕検知液	ラバーダム一式	

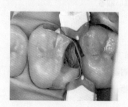

[アシスタントワーク]

・術中、器具が患者さんの舌や粘膜を傷つけないようバキュームで排除する
・口腔内に溜まった水をバキュームや排唾管で除く
・術野にライトを合わせる / 曇ったミラーを拭くなど

❹ 接着材の塗布・光照射

歯とCRを接着固定する媒介として接着材を塗布する。多くの接着材は乾燥・光を当てることで硬化する。

[準備するもの]

接着材
パイル(皿)
マイクロブラシ(アプリケーター)
ストリップス(隣接面用)
光照射器

[アシスタントワーク]

・接着材をエアーで乾燥する際にバキュームで唾液を吸引する
・指示があれば光照射器の光を窩洞に当てる

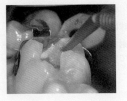

❺ CR充填

CRを窩洞(う窩の感染組織を除き、治療の目的に合わせて形成した穴)に填塞(ものを詰めてふさぐこと)する。

[準備するもの]

光照射器
CR(ペーストタイプ / フロアブルタイプ)
練和紙(ペーストタイプのCR使用時)
充填器(ペーストタイプのCR使用時)

[アシスタントワーク]

・ペーストタイプであれば指定のシェードを練和紙に必要量出しておく
・充填器に付着したCRをワッテで随時拭い取る

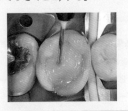

❻ 光照射

CRを重合硬化する。

[準備するもの]

光照射器
遮光板

[アシスタントワーク]

・遮光板を用いながら光照射を行う

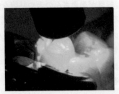

❼ 形態修正 / 咬合調整 / 研磨

対合歯との噛み合わせや外観を整えるために咬合調整しながら形態修正を行う。また舌触りが滑らかになるよう、表面の研磨も行う。

[準備するもの]

ハンドピース

バー

咬合紙

咬合紙ホルダー

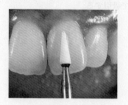

[アシスタントワーク]

・開口している間、唾液がたまって苦しくならないようバキュームで吸引する

・終わったら患者さんに含嗽するよううながす

・咬合紙がすり切れたら新しいものに交換する

❽ 患者さんによる確認

治療の仕上がりを手鏡で確認してもらう。

[準備するもの]

鏡

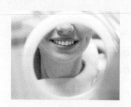

[アシスタントワーク]

・声をかけ、治療を終えた患者さんをねぎらう

・口まわりの水飛びなどをチェックし、あればぬぐう

動画をチェック!

#41

歯科治療に
関する知識

● 間接修復(インレー修復)の流れ

❶ 麻酔
直接修復と同様に行う。

[準備するもの]

| 表面麻酔剤 | 麻酔カートリッジ |
| 注射器・注射針 | 綿球・綿棒 |

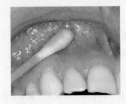

[アシスタントワーク]
・綿球に表面麻酔剤を取る
・注射中に漏れた麻酔薬をバキュームで吸引する

❷ う窩の開拡・感染象牙質の除去
直接修復と同様に行う。

❸ 歯髄覆罩(歯髄の保護処置)
深い窩洞をCRかグラスアイオノマーセメント(GIC)で埋める。

[準備するもの]

CRの場合	接着材
	コンポジットレジン
GICの場合	コンディショナー
	GIC
バーニッシュ	

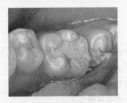

[アシスタントワーク]

| CRの場合 | CR④~⑥と同じ |
| GICの場合 | セメントを練る |

❹ インレー窩洞形成
①と同様に麻酔をした後、インレーをはめる窩洞の形成を行う。

[準備するもの]

インレー窩洞形成用バー
ハンドピース

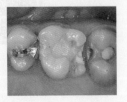

[アシスタントワーク]
・術中に口腔内に溜まる水や唾液をバキュームで吸引する

❺ 印象採得 / 咬合採得 / 仮封

窒洞に合ったインレーを作るための印象採得、インレーをはめた後に違和感なく噛めるようにするための咬合採得、形成した窒洞への食べものの圧入や感染を防ぐための仮封を行う。

[準備するもの]

印象材	咬合採得材
仮封材	

[アシスタントワーク]

印象採得	印象材を練って術者へ渡す
咬合採得	咬合採得材を術者に渡す
仮封	術者の指示で仮封材を窒洞に充填する

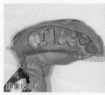
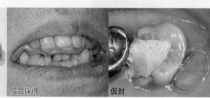

印象採得　　咬合採得　　仮封

❻ 歯科技工士によるインレー製作

❼ 仮封除去 / 試適 / 咬合調整

できあがってきたインレーが窒洞に合うか、接着剤などをつけずにはめこんでみる。インレーを入れた歯が違和感なく噛めるよう、必要に応じインレーを削るなどして調整を行う。

[準備するもの]

仮封除去	雑用エキスカベータ
	超音波スケーラー
咬合調整	咬合紙
	咬合紙ホルダー
	ストレートハンドピース
	各種バー

[アシスタントワーク]

・咬合紙を挟んだ咬合紙ホルダーを渡す
・咬合調整時に削りかすをエアーで飛ばす

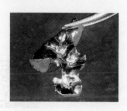

● 間接修復の流れ（つづき）

❽ インレーの装着（接着）

セメントを用いてインレーを窩洞に接着する。接着後に必要あれば咬合調整やインレーのすり合わせを行う。

[準備するもの]
セメント
探針

[アシスト]
・セメントを練る
・術者が除去した余剰セメントをワッテで受け取る

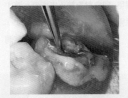

❾ 患者さんによる確認

治療の仕上がりを手鏡で確認してもらう。

[準備するもの]
鏡

[アシスト]
・声をかけ、治療を終えた患者さんをねぎらう
・口まわりの水飛びなどをチェックし、あればぬぐう

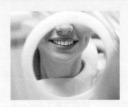

動画をチェック！

#42

さらに詳しくはこちら！

う蝕治療ガイドライン（日本歯科保存学会）

http://www.hozon.or.jp/member/publication/guideline/

3 知覚過敏について

検査で歯髄・歯肉の炎症やう蝕が見つからないのに、冷たい、あるいは熱い飲食物を飲んだとき、歯ブラシの毛先が当たったときなどに歯に感じる一過性の痛みを知覚過敏（象牙質知覚過敏症）といいます。歯の痛みから、「むし歯になったのでは」と来院する患者さんも少なくありません。

動画をチェック！ #43

● 知覚過敏の原因

・歯肉退縮などによる歯根露出
・くさび状欠損による象牙質露出
などが一般的な原因として考えられます。いずれも外部の刺激が象牙細管を通じて歯髄に伝わるようになることから、知覚過敏が生じます。

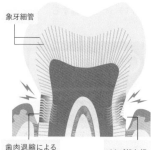

象牙細管

歯肉退縮による
象牙質露出

くさび状欠損

● 知覚過敏の治療

歯肉退縮やくさび状欠損といった象牙質露出を起こす原因（歯ぎしりなど歯への過度な力、強い歯ブラシ圧、加齢など）を探ったうえで、知覚過敏抑制剤や高濃度フッ化物（バーニッシュなど）の塗布、象牙質が露出・欠損した部分への CR 修復、知覚過敏用歯磨剤を用いたブラッシング指導など、歯科で解決できる方法で改善を試みます。

知覚過敏を抑制する薬剤は多種多様だが、防湿が必要なものが多い。塗布の際には排唾管やロールワッテなどを準備する。

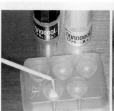

トレーに必要量を出して使用する

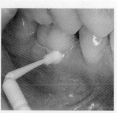

塗布の様子

歯科治療に
関する知識

セメント練和のしかた

間接修復や歯冠補綴の場合、インレーやクラウン、ブリッジなどをセメントで歯に接着させます。セットする前に経過を見たい場合や仮歯の場合は仮着材で仮着します。

動画をチェック!
#44

● 粉と液タイプの混ぜ方

① セメントの粉と液、練和紙、スパチュラを準備する

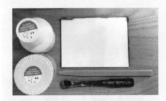

② フタに書いてある用量に従って練和紙に出す。ボトルはまっすぐ立てて液を滴下する

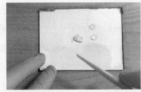

③ 粉を数回に分けて手早く液と混ぜる

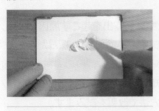

④ 手早くセット物に盛る

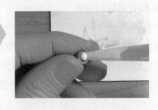

⑤ 硬化する前にスパチュラに付着したセメントを拭き取る

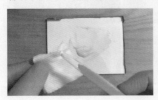

歯科医師にセメントを盛ったセット物を渡すときは、セットしやすい向きで渡しましょう

● ペーストタイプの混ぜ方

❶ カートリッジ、ディスペンサー、練和紙、スパチュラを準備する

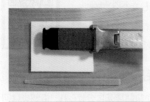

❷ セメントの長さをそろえる。セット物に合った分量を出す

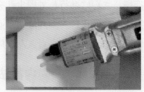

❸ 均一になるよう手早く混ぜる

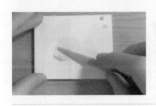

❹ 気泡が入らないようにセット物にセメントを盛る

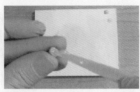

❺ 硬化する前にスパチュラに付着したセメントを拭き取る

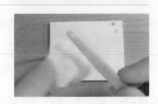

● 余剰セメントの除去

・粉と液を混ぜるタイプは、硬化した後に探針で大まかに取り除き、さらに歯間にデンタルフロスを通して取り除く。あるいは仮着してすぐに水で洗い流す

・ペーストタイプの場合、完全に硬化してしまうと除去が難しいため、硬化し切らないうちに余分なセメントを除去する

・製品により硬化方法・時間が違うため事前に説明書を確認する

・デンタルフロスは、歯の間で上下に動かすとセット物が脱離(外れること)することがあるため、歯間部に通した後は横から引き抜くように使用する

・歯の隣接面の歯肉縁下にセメントの取り残しがないよう注意する

4 歯内療法について

　歯の内部の疾患は、細菌が歯髄まで進行した歯髄疾患、さらに進行して根尖孔を経由した根尖性歯周疾患に分けられ、歯内療法が適応されます。これらの疾患では多くの患者さんが痛みを訴えます。

#45

歯内療法の疾患分類

● **歯髄疾患**　歯髄の生死により歯髄炎か歯髄壊死に分けられ、歯髄炎は回復の見込みや急性症状の有無で判別される

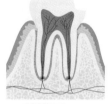 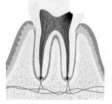 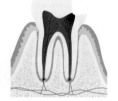

可逆性歯髄炎

冷水痛等の誘発痛を生じ、原因除去を行うことにより炎症が回復する状態

不可逆性歯髄炎

露髄または不顕性露髄しており、原因除去しても炎症が回復しない状態

歯髄壊死（歯髄壊疽）

不可逆性歯髄炎から移行し、歯髄が失活した状態

● **根尖性歯周疾患**　主に急性症状の有無で分類される

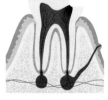 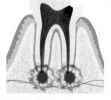

慢性根尖性歯周炎

根尖部に炎症を生じ、軽度の打診痛、咬合痛、根尖部圧痛をともなうことがある。瘻孔があると排膿により内圧軽減され、多くは痛みや腫脹をともなわない

急性根尖性歯周炎

歯根膜、骨内、骨膜下、粘膜下に膿が溜まり内圧亢進により拍動性の自発痛や強い誘発痛、歯の挺出感、歯肉の腫脹、歯の動揺や発熱等さまざまな程度の症状を示す

歯内療法の検査・診断

歯内療法の多くはやり直しがきかず、症状により治療方針が異なるため、検査・診断は非常に重要です。主観的な歯の痛みと、当該部を健常部と比較した客観的な臨床所見とを組み合わせ、総合的に診断します。

#46

● **歯内療法の検査・診断の流れ**

① 問診

自覚症状の診査を行うとともに、患者さんの信頼獲得や関係構築を行う。

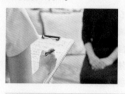

［確認すること］

- ・主訴
- ・現病歴
- ・自発痛（何もしなくても痛むか）の有無
- ・誘発痛（何らかの刺激によって痛む）の有無、どのような刺激により痛むか
- ・痛みの性質（拍動痛、鈍痛等）、程度、持続時間

② 視診

口腔内の客観的異常を十分な照明の下で診査する。

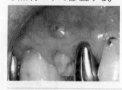

［確認すること］

- ・う窩の有無
- ・露髄の有無
- ・発赤腫脹の有無
- ・瘻孔の有無

③ 触診

当該歯根周囲の歯周組織や歯髄の炎症状態を診査する。

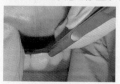

［確認すること / 行うこと］

- ・打診（歯をピンセットやミラーの柄の端で垂直方向にたたくことで根尖部炎症の有無を確認する）
- ・根尖部圧痛の有無
- ・動揺度
- ・歯周ポケット検査

❹ 歯髄診

各種機器による刺激から生じた違和感や痛みで歯髄の生死や状態を判定する。

[確認すること / 行うこと]

・歯髄電気診（歯に微弱な電流を流して歯髄の生死や状態を判定する）
・寒冷診（極端な冷たい刺激で歯髄の生死や状態を判定する）
・温熱診（極端な熱い刺激で歯髄の生死や状態を判定する）

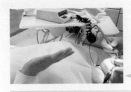

感じたら手を上げてもらう

❺ エックス線診査

歯根、根尖歯周組織、歯槽骨の状態などを確認する。

[確認すること]

・根尖部異常像
・う窩と歯髄腔の関係
・歯内療法の痕跡の有無とその状態
・歯根と根管形態

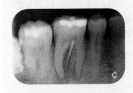

歯内療法の流れ

歯内療法ではう蝕を除いた後、ファイルなどの器具や洗浄液を用いて根管から歯髄や細菌等を除去し、再感染を防ぐために根管内の封鎖処置を行います。

動画をチェック！

#47

● 歯内療法の流れ

❶ う蝕除去・髄腔開拡

タービンバーなどで細菌感染の温床であるう蝕の除去と根管にアクセスするための窩洞を形成する。

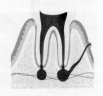

❷ 根管形成

ファイルなどで根管を機械的に清掃するとともに、根管洗浄や根管充填しやすい形態にする。

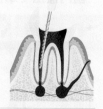

❸ 根管洗浄

根管内を次亜塩素酸ナトリウムなどで化学的に清掃し、汚染物質を除去する。

※根尖孔外にあふれ出ると歯周組織に損傷を生じてしまう

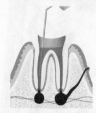

❹ 根管貼薬

水酸化カルシウム製剤などを用いて、治療期間中の細菌増殖の抑制および細菌侵入の防止を行う。

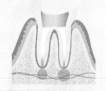

❺ 根管充填

ガッタパーチャポイントやシーラーなどを用いて、細菌が侵入・増殖しないよう根管内を緊密に封鎖する。

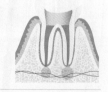

❻ 仮封

次回来院時までに口腔内細菌が根管内に再感染しないよう、水硬性仮封材やグラスアイオノマーセメントなどで一時的に髄腔内を封鎖する。根管充填後、治癒良好であれば歯冠修復治療へと移る。

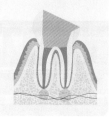

歯内療法で準備する器材とアシスタントワーク

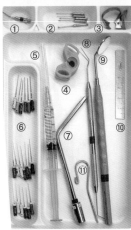

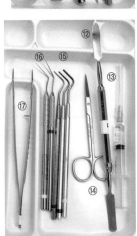

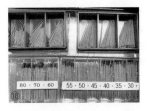

①超音波チップ
仮封材の除去や超音波洗浄に用いる

②ゲイツグリッデンドリル
根管上部～中部の根管形成を行う

③クランプ
患歯にラバーシートを保持させる

④バイトブロック
治療中、患者さんの顎を固定する

⑤洗浄用シリンジ（次亜塩素酸ナトリウム）
根管内の感染した歯髄・細菌などを溶かし殺菌消毒する

⑥ファイル
根管壁の切削と根管内容物の除去を行う

⑦根管用バキューム
洗浄液を飛び散らさないよう吸引する

⑧エンド（歯内療法）用探針
髄腔開拡時の診査や根管口の探査に使用する

⑨表面反射ミラー
歯科用顕微鏡で根管内を見る際に用いる。像が二重にならない

⑩スケール
根管の長さを測定する

⑪口角導子
電気的根管長測定を行う際、口角にかける

⑫スパチュラ
シーラーを練和する

⑬洗浄用シリンジ（EDTA溶液）
根管表面の細菌を含む切削片、無機質を溶かし除去する

⑭ガッタパーチャポイント調整用ハサミ
ガッタパーチャポイントを適切なサイズに切断する

⑮プラガー
根管充填材を根尖方向に押し入れる器具

⑯スプレッダー
根管に入れたガッタパーチャポイントの隙間に入れ、緊密に根管充填する

⑰根管充填用ピンセット
ガッタパーチャポイントを把持して根管に入れる

⑱ガッタパーチャポイント
隙間を埋めるシーラーと一緒に根管内に入れて封鎖する根管充填材

● ファイルの規格を覚えよう!

ファイルの号数は、ファイルサイズの100倍の数字となっている(#15は先端の径が0.15mm)。それぞれ5ごと、大きくなると10ごとの数字にサイズ分けされているが、下図のように色で見分けがつくようにもなっている。術前に適切な準備をするために覚えておこう。

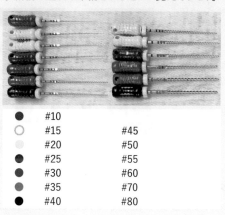

●	#10	
○	#15	#45
●	#20	#50
●	#25	#55
●	#30	#60
●	#35	#70
●	#40	#80

● 歯内療法におけるアシスタントワーク

・ラバーダム防湿(歯科衛生士による、次ページ参照)
・器材の準備と受け渡し
・髄腔開拡時のバキューム
・根管長測定器の接続
・ファイル等の清拭
　(施設によっては行わない)
・根管洗浄筒の脱泡
・根管洗浄時のバキューム
・仮封材の成型と受け渡し
・シーラーの練和・根管充填材の準備
・根管充填時の補助(ガッタパーチャポイント
　やスプレッダーの受け渡しなど)

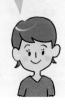

歯科医師は非常に細やかな作業をしています。スムーズな治療の進行を助けましょう!

再感染を防ぐために

歯内療法は細菌を除去し、再感染させないようにすることが大原則になります。そのためにさまざまな工夫や手順を取ります。

● 器具のトレーを分ける

治療の段階ごとに器具を置くトレーを分けておくと、細菌に汚染された器具からの感染を防ぐことができる。

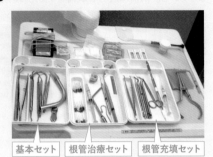

基本セット　根管治療セット　根管充填セット

● ラバーダム防湿を行う

ゴム製のシートで患部以外の部分を覆うことで、細菌を含んだ唾液の患部への混入を防ぐことができる。　　　（動画は 138 ページ参照）

[準備するもの]
①クランプ　②バイトブロック　③ヤングのフレーム　④デンタルフロス
⑤クランプフォーセップス　⑥ラバーダムパンチ　　⑦ラバーダムシート

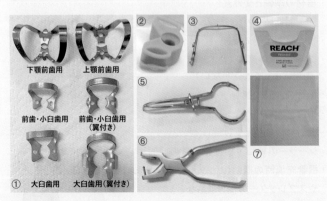

下顎前歯用　上顎前歯用
前歯・小臼歯用　前歯・小臼歯用（翼付き）
① 大臼歯用　大臼歯用（翼付き）

②
③
④ REACH
⑤
⑥
⑦

● ラバーダム防湿の手順

❶ ラバーダムにラバーダムテンプレートを重ねた患歯の位置（ⓐ）、またはシートの中央（ⓑ）やシート中央から対角線上に約1cmの位置（ⓒ）などに穴を開ける（開ける位置は術者に確認する）。

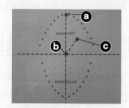

❷ バイトブロックを咬んでもらい、クランプフォーセップスでつかんだクランプを患歯に試適し、クランプのスプリング（輪っか）を押して動かないことを確認する。

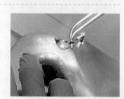

❸ 大臼歯ではシートをかけづらいため、クランプにシートをかけた後（左図）、クランプフォーセップスでつかんで（右図）クランプを患歯に設置、再度シートを反転させてから張ってもよい。

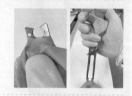

❹ ヤングのフレームの中央が患者さんの正中に来るように設置し、動かないようにしながらシートを張る。フレームの端が患者さんの眼を損傷しないよう注視する。端、フレーム突起部の順にかけ、シートの余剰部を各突起部にかけて整理する。

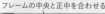

フレームの中央と正中を合わせる

フレームの端　　　フレームの端

❺ 患歯周囲に隙間がないか確認し、隙間があれば隣在歯とのコンタクトにデンタルフロスを入れる。消毒綿球で患歯から同心円状および外向き方向（右図）に清拭を行う。

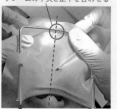

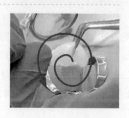

1 固定性補綴装置

固定性補綴装置とは、ブリッジ・クラウンなどの、歯や歯根、インプラント体を支台として局所的な歯の欠損を補う補綴装置です。装置と支台は歯科用セメント（134ページ参照）で接着・固定されます。

動画をチェック！

#48

● 固定性補綴装置による治療手順

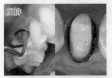

圧排

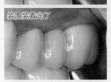

支台歯形成

装置装着完了

歯肉を傷つけないよう圧排（支台歯周囲の歯肉の排除）をしたうえで、ダイヤモンドポイントなどを装着したエアタービン、マイクロモーターで歯質を削合し、支台歯形成する

装着

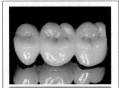

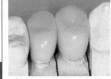

ブリッジやクラウンなどの固定性補綴装置（石膏模型をもとに材料を盛ったり、デジタルデータをもとにパソコン上で作製される）

ブリッジ

単数の喪失歯がある場合に、喪失歯の両隣の歯冠を削って支台とし、喪失歯と両隣の歯部分までつくった人工の歯冠を、橋をわたすように装着する補綴装置です。

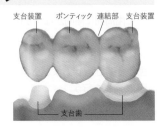

支台装置　ポンティック　連結部　支台装置

支台歯

全部被覆冠（クラウン）

広範囲にわたるう蝕などにより、歯冠をすべて削ったあと、全体的に被せるようにはめ込まれる補綴装置です。

● **全部金属冠**

鋳造や削り出しにより作製された金属のみでできたクラウン

● **前装鋳造冠**

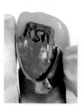

陶材、レジンなど歯冠色の材料を唇側に貼り付けたクラウン

● **オールセラミッククラウン**

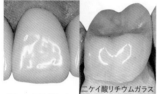

ジルコニアセラミックス　二ケイ酸リチウムガラスセラミックス

ジルコニアや二ケイ酸リチウムガラス系などセラミックスのみでできたクラウン

● **レジンジャケットクラウン**

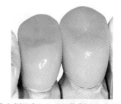

築盛や削り出しにより作製された硬質レジンのクラウン（CAD/CAM 冠を含む）

部分被覆冠

広範囲ではないう蝕を削ったあと、部分的に歯冠を人工物（金属、レジン、セラミックス）で被覆する補綴装置です。

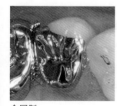

金属製
強度に優れ、治療費が比較的安価となる

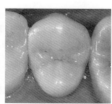

レジン（樹脂）製
審美性に優れるが、色調や光沢感の経年変化が生じ得る。治療費は比較的安価

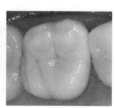

セラミックアンレー
審美性に優れレジン製より強度が高いが、治療費が高価となる

2 義歯（入れ歯）

患者さんの残存歯の有無や装置の材質によって、義歯（入れ歯）は以下のように分類されます。

動画をチェック！

#49

		残存歯の有無	
		部分床義歯（部分入れ歯）歯が部分的に残っている患者さんに用いる	**全部床義歯**（総入れ歯）歯をすべて喪失した患者さんに用いる
材質による分類	**レジン床義歯**床用レジンを主体として製作された義歯（主に保険適用内）	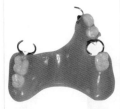	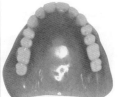
	金属床義歯外からの目に触れない部分に金属を用いた薄くて丈夫な義歯（主に保険適用外）	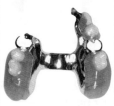	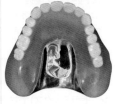
義歯の用途による分類	**治療用義歯**（暫間義歯）	最終義歯を製作するまでに時間がかかるとき、一時的に使用する仮の義歯。	
	最終義歯	すべての治療が完了し、永続的に使用することを前提とした義歯。	

義歯の構造

義歯は、①義歯床 ②人工歯 ③フレームワークから構成されます。レジン床義歯ではフレームワークのないものや、最低限の補強を目的とした金属構造(補強線)を組み込むだけのものが一般的です。

フレームワーク
・義歯全体を補強する
・噛む力を残存歯に伝える(部分床義歯のみ)

フレームワーク(クラスプ)
・義歯を残存歯に固定する

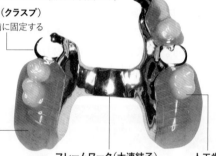

義歯床
・抜歯して痩せた歯肉を補う
・噛む力を負担する
・人工歯とフレームワークを連結する
・粘膜と接するところは「粘膜面」と呼ぶ

フレームワーク(大連結子)
・場所が離れた構造同士をつなぐ
・人工歯部で噛んだ際の負担を離れた場所にある残存歯や歯槽堤(歯茎)に伝える

人工歯
・喪失した歯を補う
・見た目を回復する

● **装着時の咬合面観**

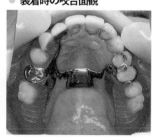

● **装着時の正面観**

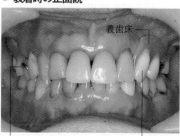

義歯床

フレームワーク(クラスプ)　　人工歯

3 印象採得、咬合採得の流れと主な材料

「印象採得」は歯、歯列、歯肉の形態を石膏模型にするための型取りのこと(特に再現性の高い印象は精密印象と呼びます)、「咬合採得」は上下歯列の咬み合わせの位置を記録することをいいます。

固定性補綴装置の印象採得と咬合採得

● 印象採得に用いる材料(印象材)

印象採得では支台歯や歯肉の形、寸法、表面性状を正しく再現します。印象を採る材料(印象材)にはアルジネートと寒天を合わせたものやシリコーンゴムを用います。

動画をチェック!
#50

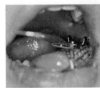
印象採得

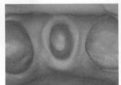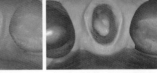
寒天アルジネート(左)、シリコーンゴム(右)による印象採得

材料の硬化時間は2~5分程度のものが多く(室温の影響を受けることもあります)、アシスタントは手際よくトレーに材料を盛って術者へ渡します。

● 印象材の練和

手で練和するタイプとミキシングチップ内で練和されるタイプがある。

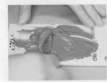
気泡を巻き込まないように印象材を練和する

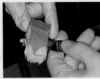
印象材をトレーに盛り、すばやく術者に手渡す

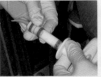
支台歯などの細部では、流れが良い印象材をシリンジに入れて用いる

● 咬合採得に用いる材料（印象材）

　咬合採得では1つの印象で上下の歯列を正しく再現します。その材料（印象材）として、主に加熱・軟化させたパラフィンワックスや、シリコーンゴムを用います。こちらも印象採得と同様に、アシスタントは手際よくトレーに材料を盛って術者へ渡します。

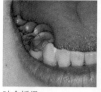
咬合採得

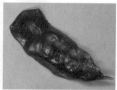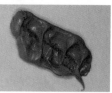
パラフィンワックス（左）、シリコーンゴム（右）による咬合採得

●印象採得・咬合採得時の注意事項

・材料が患者さんの衣服に付着すると完全に取ることができない場合があるため、紙タオルなどで衣服を保護するなど細心の注意を払う

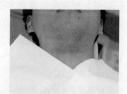

・シリンジ・ミキシングチップの使用時はチップが確実に装着されていること、印象材が均一に練和されていることを確認するため、口腔内への使用前に必ずグローブをした手の上などに出してみる

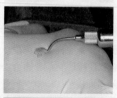

・パラフィンワックスを咬合採得材として使う際は、咬合接触状態を正確に印記できるよう均一に軟化されているか確認する

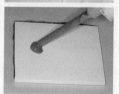

・パラファインワックスを加熱し過ぎると、患者さんの口腔内に入れたとき火傷を負わせてしまうため、グローブをした指先で温度を確認するなど細心の注意を払う

● TeC作製の手順（直接法）

❶支台歯・隣在歯に分離材（ワセリンなど）を十分に塗布する（分離材を塗布することで歯列に圧接したレジンを外しやすくする）。

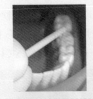

動画をチェック！
#51

❷即時集合レジンを指定された分液比で混和する。餅状になったらすばやく手に取って丸め、支台歯に圧接する。患者さんに噛んでもらい、咬合面を印記する。

❸レジンが完全に硬化する前に撤去し、完全に硬化した後ストレートバーでトリミングを行う。アシスタントはエアーで削りかすを飛ばす。

※削りかすが患者さんの頭に飛ばないように注意しながらエアーをあてること

❹筆積み法にて③のレジン内面レジンを盛る。再度、支台歯に圧接し、内面を適合させる。隣接面接触（コンタクト）を咬合紙を用いて確認し、調整を行う。コンタクトが緩い場合はレジンを添加し調整する。

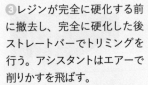
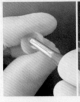

❺咬合の調整・確認を咬合紙を用いて行い、研磨後、仮着を行う。

光学印象（口腔内スキャナー）

従来の印象採得で用いる印象材や石膏が不要で、患者さんに不快感を与えない口腔内スキャナーによる口腔内スキャンが使われ始めています。

動画をチェック！

#52

●口腔内スキャンの手順

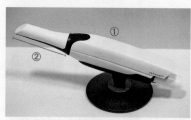

① ②

［準備するもの］

①口腔内スキャナー本体

②滅菌された口腔内ス
キャナーのチップ

・口腔内スキャナーの先端は交換式になっている。使用ごとに滅菌ずみチップを装着する
・使用の10分前には口腔内スキャナーの電源を入れる。これによってチップ先端が温まり、スキャナーのレンズが口腔内で曇らなくなる

❶口腔内スキャナーの起動後に、患者さんの情報とスキャン対象物を入力し、スキャンが可能な状態にする。

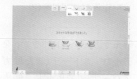

❷歯肉縁下に形成限界（補綴装置のマージンが適合する歯面）が設定された支台歯をスキャンする場合は、歯肉圧排を行う。

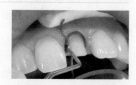

❸上顎、下顎、支台歯、咬合の順にスキャンを行う。最後にスキャンデータの保存をして終了する。

※途中でスキャンデータの確認を行うこともある。アシスタントが口腔内スキャナー本体を操作し、適宜拡大をしながらデータ確認を行えるとスムーズにデータを採得できる

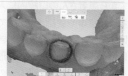

義歯の印象採得

● **印象採得に用いる器具・材料（印象材）**

義歯の印象採得には①既製トレー ②患者さんの口に合わせて準備した個人トレーを用いる方法があります。使用材料は、義歯の大きさや種類によりアルジネート印象材やシリコン印象材を使い分けます。

動画をチェック！
#53

● **個人トレーを用いた義歯の印象採得**

[準備するもの]
①印象材注入用のシリンジ
②個人トレー
③印象材専用の接着剤
④アルコールトーチ
⑤モデリングコンパウンド
⑥お湯（55~60℃）
⑦シリコン印象材
⑧石膏スパチュラ
⑨エバンス（または切り出しナイフ）

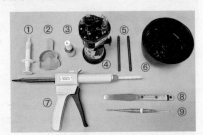

❶モデリングコンパウンドをアルコールトーチ（またはガスバーナー）で軟化し、個人トレーの辺縁に盛る（辺縁形成）。

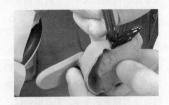

❷個人トレーをお湯にくぐらせてから患者さんの口腔内に入れる。食事や会話を想定して口を動かしてもらい、その動きに合わせてコンパウンドの形を整えていくと、個人トレーの辺縁が口の動きに調和した形となる。

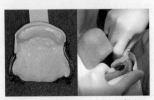

※必要に応じてエバンスでトリミングを行う

❸個人トレーにシリコン印象材専用の接着材を塗布する。術者がシリンジで印象材を口腔内に流している間、アシスタントは個人トレーに印象材を盛り、石膏スパチュラで滑らかに広げて、タイミングよく術者に渡す。

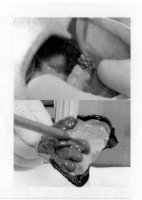

❹個人トレーを口腔内に挿入して、印象材の硬化を待つ。

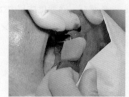

完成した印象体
印象材が不適切に分厚い部分や、トレーが露出した部位がある場合、印象採得の途中にトレーが定位置からずれた可能性がある。また、印象面に気泡が入ると適合の良い義歯の製作が難しいため、再印象を検討する。

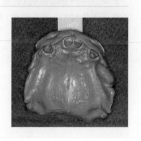

アシスタントの準備と補助

- お湯がぬるくなったら、適温のお湯に交換する
- 術者と事前に印象材を盛るタイミングを確認しておく
- 個人トレーに印象材を盛る際は、印象材がコンパウンドの外側も覆うようにする
- 印象材の硬化待ちの間、患者さんが苦しそうであれば背中を起こし(座位)、ゆっくり呼吸を整えるよう伝える
- 印象採得が完了したら、患者さんの口の周りに付着した印象材をきれいにふき取る

●既製トレーを用いた義歯の印象採得

[準備するもの]
①既製トレー
②ユーティリティワックス
③ゴードンプライヤー

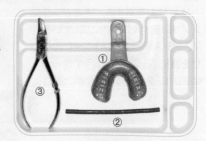

❶患者さんに合ったサイズの既製トレーを選び、必要に応じてユーティリティーワックスやゴードンプライヤーで形態を調整する。

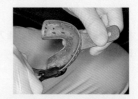

❷アルジネート印象材(必要があれば寒天印象材との連合印象)を用いて印象採得を行う。

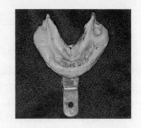

アシスタントの準備と補助

- 印象材の最適な硬さは症例によってさまざまであるため、印象材を練る際は術者に事前に確認しておく
- 印象体を撤去したら水洗し、消毒液に浸漬する。その後保湿箱に保管する
- アルジネート印象材は変形しやすいため、速やかに石膏を注ぐ

義歯の咬合採得

● 咬合採得とは

咬合採得は「咬み合わせの記録」で、「バイト」ともいいます。クラウン・ブリッジなどの固定性補綴装置と同様の方法で記録する場合と、咬合床(トレーレジンでつくった基礎床とワックスでつくった咬合堤から構成される装置)を用いる場合があります。

動画をチェック!

#54

残っている歯が少なくなり、咬み合わせが不安定な患者さんでは、咬合床とノギス(対象の厚さや幅を計測する測定器)を用いて咬合採得を行う。また、前歯を失った患者さんでは、咬合床を前歯の位置の基準とする。見た目に影響が大きい場所の義歯を製作するときは、咬合採得と同日に義歯に用いる人工歯の色や形を決める。

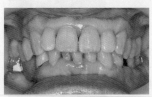
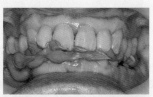

固定性補綴装置と同様にパラフィンワックスやシリコーンゴムを用いた義歯の咬合採得。

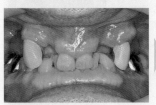
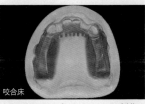

咬合床

歯の数が少なくなり過蓋咬合になった症例では、トレーレジンとワックスで製作された咬合床を咬んでもらい、適切な位置関係を再現してから咬合採得を行う。

歯科治療に関する知識

アシスタントの準備と補助

- 人工歯の色や形を決める際は、患者さんに手鏡を持ってもらいシェードガイド(色)やモールドガイド(形)を準備する
- 咬合床を用いた咬合採得では、作業模型だけでなく対合模型も準備する

● 咬合床を用いた義歯の咬合採得

[準備するもの]
① 咬合床
② ワックススパチュラ（大）
③ ワックススパチュラ（小）
④ エバンス
⑤ 切り出しナイフ
⑥ パラフィンワックス
⑦ ノギス

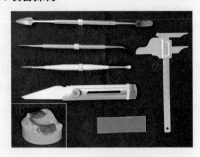

❶ ワックススパチュラで咬合堤を軟化させ、咬合床を患者さんの口腔内に挿入する。

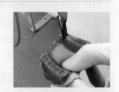

❷ 患者さんに口を閉じてもらい、咬み合わせの高さの基準として下顔面の高さ（一般的には鼻下点からオトガイ部までの距離）をノギスで測る。計測値は咬合床非装着時や旧義歯装着時の数値との比較に用いる。

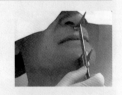

❸ 顔貌が自然か、口が閉じにくいか、しゃべりにくいか、リラックス時に上下歯列間に隙間ができるかなどを基準に咬み合わせの高さを決める。また決定した高さで咬合したときの上下歯列の位置関係を視診で確認する。

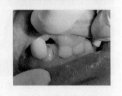

咬合採得完了後の石膏模型
咬合床を作業模型に戻して、対合模型と咬合させる。口腔内に咬合床を装着して咬合した状態と、上下の模型が同じ位置で咬合していれば、咬合採得は完了となる。

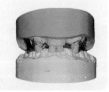

4 義歯のセット / 修理 / 調整

　義歯の調整では咬合や適合の状態を確認し、咬合調整（人工歯の削合・研磨）、適合の調整（床用レジンの削合・研磨）、クラスプの調整（プライヤーによる調整）を行います。このとき用いる器具は、新しい義歯のセットや破損した義歯の修理でも多く使用します。

義歯のセット / 修理 / 調整で使用する器具

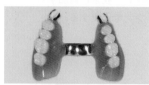

完成した義歯

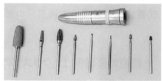

エンジン用ストレートハンドピース＋バー
（カーボランダム・ビッグポイントなど）

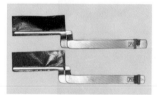

咬合紙

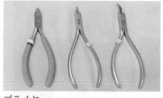

プライヤー

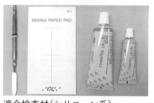

適合検査材（シリコーン系）

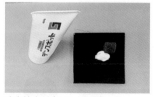

適合検査材（クリーム系）

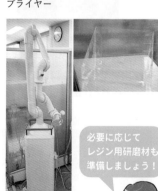

口腔外バキューム（左）
義歯切削用ボックス（右）

必要に応じて
レジン用研磨材も
準備しましょう！

義歯の修理

　長期間使用した義歯は壊れることがあります。可能であれば歯科医院や歯科技工所で修理し、引き続き患者さんに使っていただきます。修理対応可能な義歯の破損には、以下のようなものがあります。

動画をチェック!

#55

---

①人工歯の脱離：外れた人工歯の復位、新しい人工歯への交換
②クラスプの破折：クラスプのみを製作して義歯に追加する
③義歯床の破損：破損部分の形態をレジンで回復する

● 義歯の修理例1：クラスプの追加

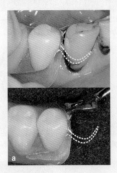
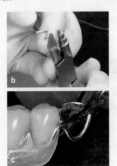

クラスプは負荷がかかりすぎて破折することがある(**a**)。コバルトクロム線などをプライヤーで曲げて形をつくり(**b**)、即時重合レジンを用いて義歯に固定し、元の機能を取り戻す(**c**)。チェアサイドで行う場合と、歯科技工士に製作してもらう場合がある。

アシスタントの準備と補助

- クラスプを追加する場合は、クラスプ用のコバルトクロム線とニッパーも準備する
- クラスプを義歯床に埋め込む際には、即時重合レジンと筆、硬化促進のためのお湯を準備する
- 歯科技工士に依頼してクラスプを製作してもらう場合は、アルジネート印象材で修理用の印象採得を行う

また、抜歯にともない義歯に人工歯を追加する「増歯修理」、義歯床を広げる「増床修理」なども行います。

●義歯の修理例 2：増歯修理

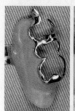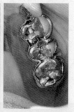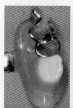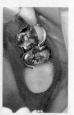

抜歯にともない使用中の義歯に人工歯を追加することがある（左は|6|抜歯例）。金属除去用のカーバイドバーやカーボランダムポイントを用いて抜歯部のクラスプを除去する。その後、人工歯を即時重合レジンで追加し、咬合調整を行う。抜歯窩が治癒したら、増歯部のリラインを行う。人工歯を用いる代わりに、即時重合レジンで人工歯部分を形づくる場合もある。

アシスタントの準備と補助

- 増歯修理の際に、修理用に印象採得を行う場合もある
- 人工歯を追加したら、咬合の確認・調整が必要となるため、咬合紙も準備しておく
- あらかじめ歯科技工士に製作してもらった修理用パーツを用いる場合もある

歯科治療に
関する知識

義歯の調整

新しい義歯を装着したとき、使用中の義歯を修理したときに、患者さんから「義歯に覆われた歯ぐきが痛い」「うまく咬み合わせられない」といった不具合を訴えられることがあります。このような場合には、義歯の調整が必要です。

動画をチェック！

#56

義歯の調整は、以下の3つに分けられます。

● 義歯の調整例 1：粘膜面の調整

義歯床が粘膜に当たり患者さんが痛みを訴える場合は、適合検査材で顎堤と粘膜面の適合を確認し、強く接触する部分を削合する。試適と削合を繰り返し、患者さんの口に合わせていく。

[準備するもの] **①適合検査材(シリコーン系 / クリーム系)**
②色鉛筆
③エンジン用ストレートハンドピース
④カーバイドバー、ビッグポイント

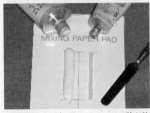

1 適合検査材(写真はシリコーン系)を義歯の粘膜面に塗布し口腔内に装着する

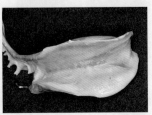

2 適合検査材が硬化したら口腔外に撤去する

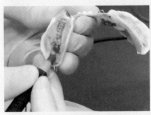

3 適合検査材が周囲より薄くなった部分を色鉛筆でマーキングする

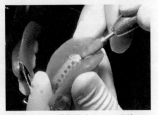

4 マーキング部分をカーバイドバーで削合する。試適と削合を繰り返す

アシスタントの準備と補助

- 使用中の義歯は食渣の付着などが認められる場合があるため、患者さんがユニットに座ったら義歯をお預かりし、よく洗浄しておく
- 義歯の内面に唾液が付着していると適合検査材がうまく使用できないため、必要に応じてペーパータオルを準備する

●義歯の調整例2：咬合調整

患者さんが咬み合わせの悪さを訴える場合は、咬合紙で咬み合わせの接触状態を確認し、上下の歯が不適切に強く接触する部分を削合する。試適と削合を繰り返して患者さんの口に合ったものにしていく。

［準備するもの］　①**咬合紙（赤／青）**
　　　　　　　　　②**エンジン用ストレートハンドピース**
　　　　　　　　　③**カーボランダムポイント、ビッグポイント**

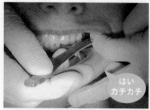

はい
カチカチ

1 咬合紙で咬み合わせを記録する

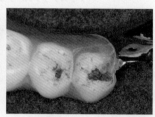

2 赤色は歯ぎしりしたときの接触部を、青色は真ん中で噛みしめたときの接触部を示す

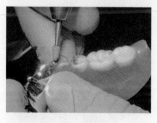

3 義歯の人工歯では多くの場合、歯ぎしりをしたとき接触しない方が良いため、赤色だけが印記された部分がなくなり、赤色と青色の印記部が一致するようカーボランダムポイントを用いて削合・調整していく

アシスタントの準備と補助

- 咬合紙の色が口唇についてしまった場合は清拭する
- 咬合紙は何度か使用していると穴があいたり破れたりするため、適宜新しいものと交換する

● 義歯の調整例3：義歯のリライニング

リライニングとは、義歯の粘膜面を一層削除し、患者さんの口蓋面の形態に合うよう調整したり、あるいは痛みの起こりにくい素材に張り替えたりすることをいう。なお、義歯床そのものを変更することはリベースという。

[準備するもの]
①リライニング材（接着剤、ポリマー（粉）、モノマー（液））
②ゴムダッペン
③プラスチックスパチュラ
④ハサミ
⑤エバンス / メス / デザインナイフ
⑥ 40~60°のお湯の入ったラバーボール
⑦カーバイドバー
⑧ビッグポイント
⑨バフ

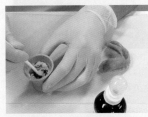

1 ゴムダッペンに計量されたモノマー（液）を注ぎ、計量されたポリマー（粉）を静かに入れ、気泡が入らないようゆっくり均一に混ぜ合わせる

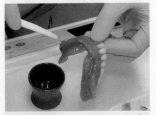

2 義歯粘膜面にリライニング材を盛り上げ、口腔内に義歯を装着する（あらかじめ一層削除した義歯の内面には接着剤を塗布し乾燥させておく）

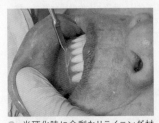

3 半硬化時に余剰なリライニング材をハサミやエバンスなどを用いて除去する。口腔外にて硬化させる場合は40~60°のお湯に入れて硬化を待つ

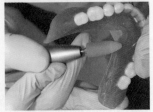

4 硬化後、カーバイドバーにて形態修正し、ビッグポイントやバフを用いて研磨を行う

義歯安定剤の使用

　義歯安定剤は、適合の良い義歯に維持力を補う場合にのみ義歯の粘膜面に塗布して使います。主にクリームタイプ（ジェルタイプ含む）、パウダータイプ、クッションタイプが市販されており、クリームタイプとパウダータイプは、吸水すると粘着性が出る一方で厚みは出ません。クッションタイプは粘着性は出ないものの厚みが出て、対合歯との咬み合わせが変わってしまう場合があるため、患者さんにはクリームタイプやパウダータイプの使用を勧めます。

動画をチェック！

#57

患者さんに勧められる義歯安定剤のタイプ

クリームタイプ	ジェルタイプ	パウダータイプ
米粒大を3ヵ所に塗布する 伸びやすく使いやすい	除去がしやすく、 口腔乾燥がある人向き	濡れた義歯に振りかけ、 余分なパウダーは落とす

製品（例）

義歯床に塗布した状態

　また義歯安定剤は、少量を塗布し装着・咬合させれば義歯の粘膜面全体に十分広がるため、患者さんには使用量を少なめにするよう伝えましょう。

歯科治療に
関する知識

163

1 歯周病の病態と治療法

歯周病とはどんな疾病か

歯周病は、歯肉炎と歯周炎に分類されます。

動画をチェック！

#58

歯肉炎

歯肉に炎症が限定された状態で、ブラッシングで治癒する

歯周炎

歯槽骨吸収をともなう4mm以上の歯周ポケットが生じており、ブラッシングのみでは治癒しない

　歯肉炎・歯周炎ともに主な原因はプラーク（歯垢、バイオフィルムとも呼ぶ）です。その他の修飾因子（疾病のかかりやすさ、進行しやすさを強化する要素）として咬合性外傷や、糖尿病などの全身状態、喫煙などが歯周病の進行や治癒に影響します。

もっとも強い歯周病
原因菌グループ
red complex の菌

細菌因子
*P.g.*菌 / *T.f.*菌
*T.d.*菌 / *A.a.*菌 など

宿主因子
免疫反応、炎症反応、年齢、
性別、遺伝的因子、全身疾患、
外傷性咬合ブラキシズム

環境因子
喫煙、ストレス、
食習慣、歯磨き習慣、栄養

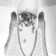

全身疾患

糖尿病	低体重児出産早産	心循環器疾患	脳血管疾患	呼吸器疾患

など

吉江弘正, 伊藤公一, 村上伸也, 申基喆(編). 臨床歯周病学 第2版. 東京：医歯薬出版, 2013 より引用改変.

● 歯周病の発症と進行

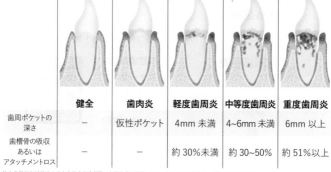

歯周ポケット 4mm 以上は歯周炎

	健全	歯肉炎	軽度歯周炎	中等度歯周炎	重度歯周炎
歯周ポケットの深さ	–	仮性ポケット	4mm 未満	4~6mm 未満	6mm 以上
歯槽骨の吸収あるいはアタッチメントロス	–	–	約 30%未満	約 30~50%	約 51%以上

特定非営利活動法人日本歯周病学会(編), 歯周治療の指針 2015. 東京：医歯薬出版, 2016 より引用改変.

歯周ポケット内に付着したプラーク(歯肉縁下プラーク)に含まれている歯周病の原因菌が、歯肉腫脹(腫れて赤くなる)や歯周ポケット内からの出血、排膿(膿が出る)、そして歯を支える歯根膜と歯槽骨の吸収を慢性的に起こし、進行させる。歯を支える歯周組織が失われると歯の動揺が生じ、抜歯に至る。

歯周病はどうやって治療するのか

　歯周治療の基本は、ブラッシングや SRP などの、原因(プラークや歯石)を除去して治癒を待つ治療になります(原因除去療法)。検査でプラークの付着状況や歯ごとの歯周病の進行度を確認し、診断と治療計画を立案したうえで治療を進めていきます。

● 歯周基本治療と治癒のイメージ(SRP については 170 ページ参照)

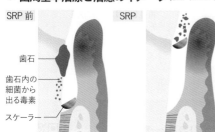

SRP 前 / SRP

歯石
歯石内の細菌から出る毒素
スケーラー

歯面に沈着している歯石と付着しているプラーク、汚染したセメント質をスケーラーで取り除き、根面を滑沢にする

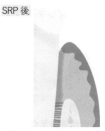

SRP 後

生体にとって害のない歯根面にすると炎症が起こらず、今ある炎症が治っていく

● 歯周治療の進め方

医療面接

歯周組織検査

診断

治療計画立案

歯周基本治療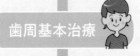

歯周組織検査（再評価） → **歯周外科治療**

口腔機能回復治療
（咬合・補綴・矯正・インプラント） ← **歯周組織検査（再評価）**

歯周組織検査（再評価）

メインテナンス /SPT

歯周治療の中心！

・口腔清掃指導
・スケーリング
・スケーリング・
　ルートプレー
　ニング（SRP）

動画をチェック！
#59

などを歯科衛生士が行います。
その他、必要に応じ歯科医師が

・咬合調整　・抜歯　・暫間固定

　　　　　　を行います。

重度歯周炎の場合

歯周組織の炎症がコントロール
されてから行うことで口の中を
長く安定させることができます

再発しやすい歯周病を
チェックし続けます！

さらに詳しくは
こちら！

日本歯周病学会発行の治療ガイドライン一覧

https://www.perio.jp/publication/guideline.shtml

2 歯周病の検査

　歯周病の診断や治療計画の立案は、以下の4つの検査から得た情報を統合して行います。歯周ポケットの深さやPCRはプロービングチャート（54ページ）に記録していきます。

歯周病の4つの検査

● 歯周ポケット検査（プロービング）

歯の周囲に1mmごとに目盛りが刻まれたプローブをめぐらせ、歯周ポケット底部までの深さを1歯ごとに計測することで、原因菌による侵襲や歯周組織の破壊がどの程度進んでいるかを調べます。

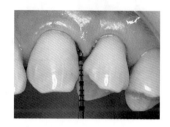

● 歯周ポケットの記録方法

・全周をウォーキングプロービングで計測

根面に沿わせたプローブを1～2mmほど上下させながら近遠心方向に少しずつ動かし、計測していく。その際根面のざらつきなども一緒に検査し、どこに歯石が付着しているかを把握していく。

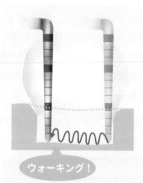

ウォーキング！

・ポケット深さの記録（6点法）

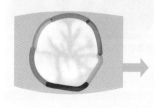

最も大きい計測の値をペリオチャートに記録する。

1	1	3
2	2	2

← 頬側（上顎の場合）
← 舌側（下顎の場合）

← 口蓋側（上顎の場合）
← 頬側（下顎の場合）

・出血部位の記録（6点法）

プロービングを行うと、歯周ポケット内の炎症を生じている粘膜から出血（BoP）する。歯周炎の徴候としてこのBoPのある部位も記録し、診断と治療に活かす。

動画をチェック！

#60

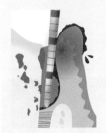

PPD　赤数字＝BOP(+)　黄背景＝排膿

1	2	1	0	0	0

2	2	6	4	1	3	2	3	2	3	2	3	2	6	5	2	3
3	3	8	5	2	3	3	2	3	2	3	3	3	3	4	7	3	3
2		3		4		5		6		7		8
2		3		4		5		6		7		8
2	1	3	2	4	3	2	3	3	4	1	4	2	1	6	3	4
2	2	2	3	2	3	3	2	3	4	1	4	4	2	7	3	3

0	0	0	1	2	1

出血部位は赤字で記録する

5	2	3
7	3	3

● デンタルエックス線写真撮影・読影

主に骨吸収の度合いを歯槽骨の高さで判断したり、歯槽硬線の明瞭さから歯槽骨の状態を推測したりします。骨吸収が進んでいるほど歯周病は重篤で、歯周外科治療や抜歯の可能性が高くなります。

（撮影アシスタントについては91ページ参照）

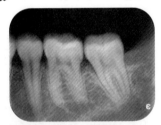

骨吸収が軽度のエックス線像

歯根を支える骨が減ると、動揺や歯の移動が起きやすくなる

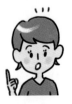

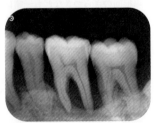

骨吸収が進んだエックス線像

● プラークコントロールレコード(PCR)測定

プラークが染まる染め出し液を患者さんの口腔内に塗布後、歯を咬合面から見て4面または6面に分け、赤く染まった面を記録していきます。

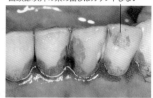
歯頚部以外の染め出しはカウントしない

記録後、全歯面を100%として何%が赤く染まったかを算出します。ブラッシング指導では、PCRが患者さん自身の歯磨きで継続して20%未満になるよう指導を行っていきます。

4面分け	6面分け
頬側 近心 ⊠ 遠心 舌側	頬側 近心 ⊠ 遠心 舌側

$$PCR = \frac{プラーク付着歯面の合計}{被験歯面の合計} \times 100$$

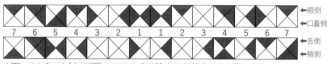
←頬側
←口蓋側
←舌側
←頬側

7 6 5 4 3 2 1 1 2 3 4 5 6 7

4面×14歯×2(上下顎)=112　赤く染まった部分=33面

33 ÷ 112 × 100 =　**PCR 29.5%**

● 咬合性外傷の診査(歯科医師による)

咬合紙を咬んで印記することにより、咬合接触の診査を行う。このとき直前にエアーをかけて歯面を乾かしておくと、印記されやすくなる。また術者が指を歯列にあてた状態で側方運動をしてもらい、フレミタス(歯の軽度の揺れ)を触知する。

そのほか早期接触、平衡側の干渉も確認していく。

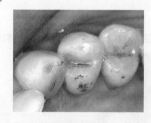

[準備するもの]
①咬合紙(青・赤)
②咬合紙ホルダー

歯科治療に関する知識

3 SRP（スケーリング・ルートプレーニング）

根面のプラークや歯石を取り除き、歯肉の炎症を予防したり、なくしたりすることを「SRP（スケーリング・ルートプレーニング）」といいます。

#61

SRP の種類

● ハンドスケーリング

先端に小さな刃のついたスケーラー（主にグレーシー型スケーラー）を用いて、歯石や汚染されたセメント質を取り除く方法です。

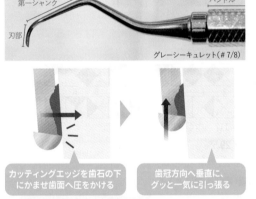

第一シャンク
ハンドル
刃部
グレーシーキュレット（# 7/8）

カッティングエッジを歯石の下にかませ歯面へ圧をかける

歯冠方向へ垂直に、グッと一気に引っ張る

70°
カッティングエッジ

第一シャンクを地面に垂直に立てたとき下がっている方がカッティングエッジ（刃）。角度は 70° で、歯面に第一シャンクを平行とすれば適切に刃を根面に当てることができる。

正しいスケーラーの持ち方（把持）

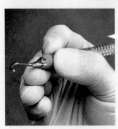

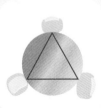

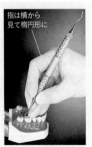

指は横から見て楕円形に

スケーラーは 3 点で（執筆状変法）、かつ横から見て人差し指と親指が楕円形になるように持つ。

シャープニング

使っている間に刃が鈍くなったカッティングエッジは、刃が平たくなっており光に当てると白く線が見える。こうなるとスケーリングの効率が悪くなるため、適切なシャープニングを行う必要がある。

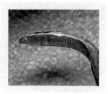

● 超音波スケーリング

機械から発生した超音波がチップを微振動させ、その微振動によって歯石を除去することができます。この微振動の際に生じる熱を冷却するため、使用時は注水します。

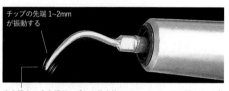

チップの先端 1~2mm が振動する

歯肉縁上・歯肉縁下いずれも基本的にこのユニバーサル型のチップを用いるが、治療や部位など用途に合わせてチップを選択する。

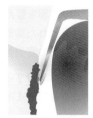

チップ先端の 1~2mm 部分を歯面に軽く沿わせる。このとき、チップの側面が根面と平行 ~15° となるようにする。先端は歯面に突き立てない。

● SRPのゴールはどこだろう?

・「SRP をどこまでやっていいかわからない」「根面を削り過ぎないか心配」というときは、「歯根がスムーズな感触をプローブやスケーラーで確認できるまで」を目安にする

・SRP から 4 週間後、再評価(歯周ポケットの計測)を行い、歯周ポケットが浅くなったか、プロービングしたときの出血(BoP)が消失したかを確認する

・出血があるときは歯石が残っている可能性を考え、再度プローブやスケーラーで歯石の探査を丹念に優しく行う

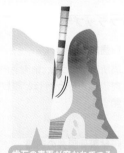

歯石の表面が磨かれてつるつるになっており、プローブでは気づかないことも。出血の有無の確認や、スケーラーで優しく根面をなでるなどして歯石の存在を探ろう

4 歯周外科治療（フラップ手術など）

歯周外科治療は以下を目的に行います。

動画をチェック！

#62

①歯周基本治療で改善しなかった歯周ポケットを浅くする

②口腔清掃をさまたげる歯肉や粘膜、歯槽骨の形態を整える

③失われた歯周組織の再生

④歯肉の審美性の回復

以下に紹介するフラップ手術（歯肉剥離掻爬術）や再生療法、さまざまな歯周形成外科手術が含まれます。

フラップ手術とは

歯周ポケットが残り、出血が続く部位の歯肉を切開し、炎症のある肉芽組織を取り除いて歯根を露出させ、直接目視で確認しながら歯石を取り切る方法です。フラップ手術では、以下の効果が得られます。

・SRP では治らない歯周ポケットの原因を除去する
・メインテナンスしやすい歯肉・歯槽骨の形態に整える

●フラップ手術の手順

①歯肉の切開
局所麻酔のうえ、歯肉溝内もしくは歯肉辺縁から1mm ほど離してメスで切開する。

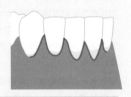

②粘膜骨膜弁の剥離
粘膜骨膜弁（歯肉と骨膜からなる弁のことで、フラップとも呼ぶ）を歯槽骨からはがす。これを全層弁剥離という。

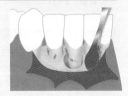

❸歯根と骨欠損部のデブライドメント

歯肉縁下のプラーク、歯石、汚染セメント質（細菌が産生した毒素が浸透したセメント質）、細菌におかされ炎症を起こした軟組織（肉芽組織）を除去する。

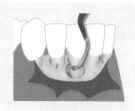

❹縫合

フラップをもとの位置に戻して縫合する。

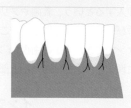

●フラップ手術後に患者さんに伝えること

・プラークコントロール不良は術後の治りを悪くするため、手術前にしっかりとした口腔清掃指導が必要である

・フラップ手術後に歯肉が下がることが多いため、患者さんには歯間鼓形空隙の隙間（ブラックトライアングル）や知覚過敏症が術後に生じる可能性があることをあらかじめ説明しておく

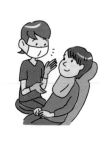

※そのほか患者さんに伝えるべき術後の注意点は99ページ参照

その他の歯周外科治療

歯冠長延長術

歯根の周りの歯槽骨を切削し、骨縁上の歯質の量を増やす。部分層弁を用いる場合がある。補綴治療前に行うことが多い

結合組織移植術

歯肉退縮をしている部分に、口腔歯肉の結合組織を移植して根面の被覆をすることで歯肉を増やす

歯周組織再生療法

フラップ手術時に再生材料（骨補填材など）を根面や骨欠損に加え、失われた歯槽骨・歯根膜・セメント質の再生をうながす

1 インプラント治療とは

歯が失われた場合に、代わりにインプラントを埋入するという、義歯やブリッジとは違う方法で歯並びや噛む能力を取り戻すことができます。主にチタンでできた人工の歯根(インプラント体)を歯槽骨に埋入し、歯冠にあたる上部構造を被せます。

動画をチェック!

#63

インプラントの構造

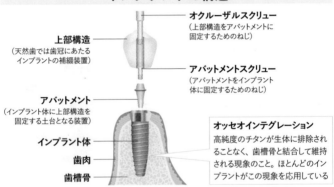

オクルーザルスクリュー
(上部構造をアバットメントに固定するためのねじ)

上部構造
(天然歯では歯冠にあたるインプラントの補綴装置)

アバットメントスクリュー
(アバットメントをインプラント体に固定するためのねじ)

アバットメント
(インプラント体に上部構造を固定する土台となる装置)

インプラント体

歯肉

歯槽骨

オッセオインテグレーション
高純度のチタンが生体に排除されることなく、歯槽骨と結合して維持される現象のこと。ほとんどのインプラントがこの現象を応用している

一般社団法人日本インプラント臨床研究会(編), インプラントの"ヒヤリハット""あるある"インプラントトラブルの予防策&解決策, 東京:クインテッセンス出版, 2021を参考に作成

● インプラントと天然歯の違い

天然歯には歯根の周囲に歯根膜が存在するのに対し、インプラントにはありません。血管・神経が存在する歯根膜は、栄養供給や感染防御、咀嚼運動の補助(力の分散)などの役割を担います。インプラントではそれらの反応が希薄で、インプラントにかかる力は直接歯槽骨に伝わります。

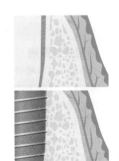

インプラント治療の利点とは

● 隣在歯を削る必要がない

ブリッジを装着するには隣の天然歯を削る必要がある。すると歯の寿命が短くなる可能性が生じる。インプラントは天然歯を削ることなく失った歯を補うことができる。

● 天然歯に近い感覚で噛める

歯根の代わりとなるインプラント体周囲には歯根膜は存在しないが、インプラント体から周囲組織に存在する神経へ力が伝達することによって、天然歯と近い感覚で噛むことができる。

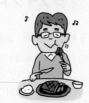

● 審美的な結果を得ることができる（見た目がきれい）

適切な位置に埋入すれば、天然歯と見分けがつかず、周りの人が気づかないほど審美的（きれい）である。

● 装着感が良好（違和感が少ない）

固定性の場合義歯のように取り外しの必要がなく、他の歯や粘膜に負担をかけることがないため、装着感が良好である。

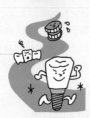

● 予後（術後の将来的な状態）が良好

適切に埋入されたインプラントはブリッジや義歯より寿命が長く[※]、良好な長期的予後が見込める。

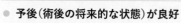

※ 10～15 年後の生存率は上顎約 90%、下顎約 94%とされる
出典：厚生労働省．歯科インプラント治療のための Q&A. https://www.mhlw.go.jp/seisakunitsuite/bunya/kenkou_iryou/iryou/shika_hoken_jouhou/dl/01-02.pdf, 2014.

● インプラントに関連した外科手術

インプラント埋入手術には、手術が 1 回ですむ 1 回法と 2 回必要な 2 回法とがあります。インプラントを埋入するための歯槽骨が不足していたら各種の骨増生術を、また角化粘膜を増やすための遊離歯肉移植術や、審美領域では結合組織移植術を併用することもあります。

2 インプラント治療の流れ

　術後の細菌感染でインプラント治療が無駄にならないよう（インプラント治療では術後の感染発生＝インプラント周囲炎が少なくありません）、歯周病やう蝕治療が終了してから埋入手術を行います。

動画をチェック！
#64

インプラント治療の流れとアシスタントワーク

❶ 検査・診断・治療計画立案

インプラントの術前検査・診断では、パノラマエックス線写真とCBCTを撮影し、診断用ワックスアップをCBCT画像にマッチングして埋入シミュレーションを行う。

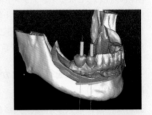

❷ インプラント埋入

アシスタントワークは外科手術（96ページ）に準じる。安全確実なインプラント手術のため、準備と片づけ、器具の受け渡し、血液や唾液の吸引、口唇や舌の排除などやるべきことは多岐にわたる。手術の流れを理解し、スムーズな進行に努める。

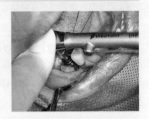

❸ 印象採得

手順は補綴装置の印象採得（148ページ）に準じるが、印象用コーピングなどの特殊な材料が必要となる。なおオープントレー法とクローズドトレー法がある。

動画をチェック！
#65

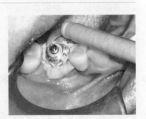

❹ 上部構造(補綴装置)装着

歯科技工士が作製したインプラント上部構造を装着する。ネジで締結するスクリュー固定と、セメントで接着もしくは仮着するセメント固定という2つの結合様式がある。

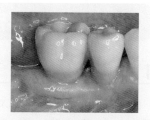

❺ メインテナンス

インプラントの長期的な維持安定のためには、適切なメインテナンスが不可欠である。特に歯周病の既往のある患者さんはインプラント周囲炎になるリスクが高いため、より注意が必要となる。

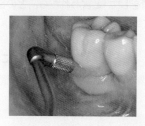

● インプラント周囲炎とは?

インプラント周囲にも、歯周病と類似した細菌感染が主の原因となる疾病が生じることがある。これを「インプラント周囲疾患」という。不良な口腔衛生状態、歯周病の既往、喫煙や糖尿病がリスク因子とされているため、こうした病変の予防には歯科衛生士による口腔衛生指導やメインテナンスなどが不可欠となる。

インプラント周囲疾患

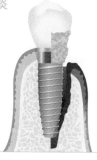

インプラント周囲粘膜炎

歯周病の歯肉炎のように炎症が粘膜に限局した可逆性(治療すれば元の組織に戻る)の炎症過程

インプラント周囲炎

歯周炎のように支持骨の喪失を引き起こす不可逆性(治療して炎症がなくなっても組織が元の形に戻らない)の病態。日本人の約10%に生じるとされている

1 抜歯

口腔外科治療でもっとも多いのが抜歯です。歯科医師に「抜歯の準備をして」と言われたら、どの部位のどんな歯を抜歯するのか確認して準備を行いましょう。

※抜歯（ばっし）と抜糸（ばついと）とを間違わないようにする

抜歯に必要な器具

埋伏智歯や残根など切開や骨削除が必要な場合は追加の器具（右）を準備する。

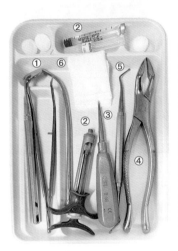

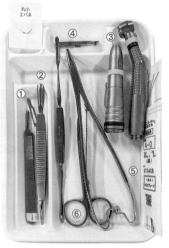

[準備するもの]
①**基本セット**（78ページ参照＋消毒用綿球）
②**局所麻酔セット**（表面麻酔、浸潤麻酔）
③**エレベーター**（ヘーベル／挺子ともいう）
④**鉗子**（対象歯によって形状が変わる）
⑤**歯科用鋭匙**
⑥**滅菌ガーゼ**

[準備するもの]
①**メスホルダー、メス刃**（#15など）
②**骨膜剥離子**（＋粘膜剥離子）
③**タービンヘッド、ストレートハンドピース**
④**フィッシャーバーやラウンドバーなどのバー類**（滅菌ずみのもの）
⑤**持針器、縫合糸**（針つきのもの）
⑥**抜糸剪刀**（ハサミ）

● エレベーター(ヘーベル / 挺子)

鉗子ではつかめない条件の歯(残根や埋伏歯)の抜歯に用いる器具です。抜歯する部位や歯の向き、術者の好みで必要なものを準備します。

動画をチェック!
#66

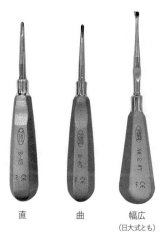

直　　　曲　　　幅広
　　　　　　　（日大式とも）

先端部の形態

それぞれの種類に幅や厚みのバリエーションがある。

ストレート

カーブ

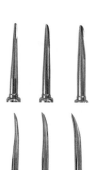

● 鉗子

歯冠などの歯質が存在する場合は、鉗子でつかんで抜歯します。

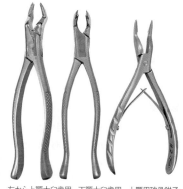

左から上顎大臼歯用、下顎大臼歯用、上顎用破骨鉗子

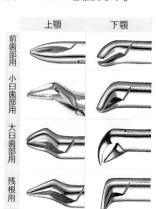

	上顎	下顎
前歯部用		
小臼歯部用		
大臼歯部用		
残根用		

写真提供：YDM

抜歯の基本的な手順とアシスタントワーク

「エレベーターで脱臼させ、鉗子でつかんで抜く。抜いたらガーゼで圧迫止血」と覚えておくといいでしょう。

● エレベーターを用いた抜歯

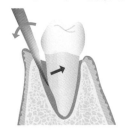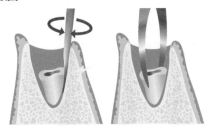

歯根膜腔にヘーベルを入れ、てこの原理で脱臼させ抜去する

残根(重症のう蝕で歯根のみ残っている状態)や分割抜歯などで歯根が歯槽内に残る場合は、歯と歯槽骨の間にある歯根膜腔にヘーベルを挿入し、回転させて押し上げることで歯根を脱臼させ抜去する

● 鉗子を用いた抜歯

鉗子でつかめる歯質が残存している場合は、それぞれの歯質や形態に合った鉗子でしっかりつかみ、頬舌的に揺さぶって脱臼させ抜去する

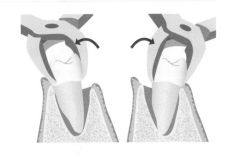

堀之内康文. 必ず上達 抜歯手技. 東京：クインテッセンス出版, 2010 より引用改変

● 抜歯後に患者さんに伝える注意事項

・処方された抗菌薬(化膿止め)と鎮痛薬(痛み止め)を服用する
・麻酔は1~2時間持続する。食事は麻酔の効果が切れたあとにとる(軟組織を強く噛んで傷つける恐れがあるため)
・当日の頻回にわたるうがいは、抜歯窩の血餅が流されて出血や痛みの原因になるためできるだけ避ける

● 抜歯のアシスタントワーク

・抜歯部位の確認

決して抜歯部位の間違いが起こらないよう、抜歯予定の歯を事前に把握しておく。また、術者とダブルチェックを行う

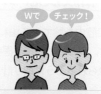

・的確な術野のライティングを行う

術野がよく見えるよう、また術者の頭や手で術野が影にならない方向からライトをあてる。このとき、患者さんの目にライトがあたらないようにする

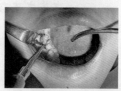

・抜歯部位の出血を的確に除く

抜歯部位が血液で覆われていると正確な器具操作ができないため、バキュームや吸引管で血液を吸引し術野が見えるようにする。この際バキュームなどが術者の目線と重ならないようにする

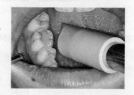

・トラブル回避もアシスタントの重要な役目

・血液が患者さんの衣服に飛ばないよう紙エプロンなどの位置を整えカバーする
・術者が力を入れている鉗子が他の歯に強く当たると歯が欠けたり痛みを与えてしまうため、その恐れがあると思われる状況になったら術者に伝える（術者は術式に集中していて気づかないことがある）

・圧迫止血用のガーゼは 20~30 分間噛んでもらうが、その後も出血が続く場合は、あわてず新しいガーゼやティッシュを折りたたみ、抜歯部位に圧力がかかるよう噛んでもらう
・当日の運動、飲酒、長風呂は避けてもらう

2 粘膜疾患（前がん病変）

　口腔内を診ている歯科医院では、軟組織の異常にも気づけるはずです。見つけたら歯科医師に報告し、患者さんが適切な検査や治療を受けられるように取り計らいましょう。

さまざまな粘膜疾患（代表的なもの）

炎症

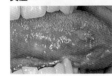

口内炎など

感染

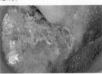

真菌感染によるカンジダ症など

ウイルス性疾患

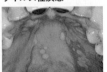

ヘルペス性口内炎（写真）/ 帯状疱疹など

口腔潜在的悪性疾患

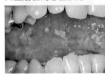

白板症（写真）、扁平苔癬など
悪性化率：白板症 1.2~14.5%
扁平苔癬 0.9%

悪性腫瘍

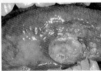

扁平上皮癌（口腔内では舌癌〔写真〕が多い）、悪性黒色腫（黒い斑点）

その他

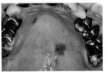

メラニンや金属による色素沈着
※疾患ではない

疾患が疑われる粘膜の状態

アフタ（浅いただれ）

びらん（赤いただれ）

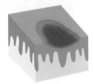

潰瘍（深いへこみ）

水疱（水ぶくれ）

結節、腫瘤（きれいな膨らみ）

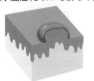

腫瘍（汚い膨らみ）

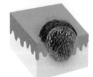

へこみ（アフタ、潰瘍）、水疱を見つけたら

口腔内全体をチェックし、同じような病変がないかチェック

同じような病変が1~2個 ➡口内炎（アフタ）	同じような病変が3個以上 ➡ウイルス疾患（水ぶくれ）
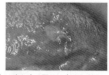	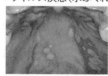
中央は少し白く周りは赤くただれている	水疱同士がくっつき口蓋全体に広がっている

ポイント：1~2週間で治る

ふくらみ（結節、腫瘤）、びらんを見つけたら

指やピンセットなどでこすってみる

#68

こすって取れる
➡カンジダ症

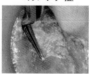

抗真菌薬ですぐ治る

こすっても取れない

実際に指などでさわってみる（痛み・硬さ）

硬くない / 痛くない	硬い / 痛い ➡舌癌（悪性疑い）

	白斑や潰瘍をともなう 場合がある

白く平坦 ➡白板症	白いレース状/赤いただれ ➡扁平苔癬

濃い白斑と薄い白斑が混在	赤い部分がびらん

ポイント：白板症、扁平苔癬、がんは1~2週間で治らない

※このフローチャートは簡略化されています。このとおりにならないことも多く、病理検査が必要になります。
1~2週間経っても治らない粘膜疾患があったら、検査のできる病院へ紹介するよう手配しましょう。

歯科治療に
関する知識

3 顎関節症

顎関節症とは、咀嚼筋痛・顎関節部痛・関節雑音・関節突起の変形を主症状とする診断名です（疾患ではありません）。発症には、咬合や外傷、精神的要因、体癖などさまざまな因子が関連するといわれます。

動画をチェック！
#69

顎関節症の症状

● **顎が痛い / だるい / 臼歯付近が痛い**

原因となるような歯や歯周疾患を認めない場合、顎関節症の可能性があるため歯科医師に報告します。

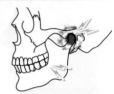

● **顎から音がする**

関節雑音（口を開け閉めするときにカクッと音が鳴る）の原因である関節円板の前方転位（ずれ）が進行すると、開口障害（口が開けにくくなる）を生じることがあります。

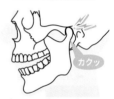
カクッ

顎関節症の治療

・治療は顎関節症の誘因となり得る習癖（歯ぎしりやくいしばりなどのくせ）の是正や症状（痛みや開口障害）の緩和を目的とする

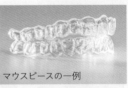
マウスピースの一例

・日常臨床で用いられることのあるスプリント（マウスピース）はすべての顎関節症に有効というわけではなく、薬物療法（痛み止め）や理学療法（開口訓練など）が無効で咀嚼筋痛を主訴とする患者さんに有効な可能性がある

より詳しいことは日本顎関節学会のガイドラインを参照➡
(http://kokuhoken.net/jstmj/publication/guideline.html)

4 MRONJ（薬剤関連性顎骨壊死）

MRONJとは、主に骨吸収抑制薬の服用により起こる顎骨の壊死（生体内の組織が死んで崩れること）のことです。なお、すべての骨吸収抑制薬服用患者さんに起こるものではありません。

動画をチェック！

#70

> **骨吸収抑制薬** 骨のリモデリングに必要な破骨細胞のはたらきを抑制する。骨粗鬆症や悪性腫瘍（がん）の骨転移を有する患者さんに用いられる

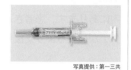
写真提供：第一三共

● MRONJの症状

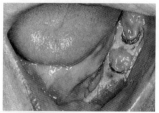
腐骨が口腔内に露出している

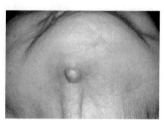
オトガイ部に膿瘍を形成することもある

● どんな患者さんに起こりやすいか

・抜歯後や歯周炎の治癒には破骨細胞と骨芽細胞（骨を作る細胞）がバランスよくはたらく必要があり、破骨細胞が抑制されている状態では治癒がうまく進まず、顎骨壊死が生じることがある

・抜歯後のMRONJ発症率は0.1~0.3%とされており決して高くないが、がん患者では約1.5%とリスクが高くなる

● 問診で確認すべきこと／治療

・問診で原疾患（骨粗鬆症かがんか）、薬剤の種類、投与方法、服用期間、併用薬（ステロイド など）を確認する

・治療は原則洗浄や投薬などの保存的治療が推奨されているが、手術が必要となる症例もある

1 口臭

コミュニケーションや自尊心にとって大きな障害となる口臭は、その発生原因の90%以上が舌苔、歯周病、唾液分泌の減少など、口腔内にあります。患者さんに口臭に関する正しい知識を提供し、適切なケアが行えるよう支援していくことが重要です。

● 口臭の発生原因

全身疾患による口臭
・耳鼻咽喉科系
・呼吸器系
・消化器系
・糖尿病
・がんなど
（胃の病気が原因となることは少ない）

90%以上

口腔内が原因の口臭
・**歯周病**（出血や排膿）
・**舌苔**（多量の舌苔付着）
・**唾液分泌の減少**（ストレス・緊張、薬の影響など）
・**歯や義歯の清掃不良**
・**う蝕**（歯髄壊死、歯髄壊疽、多数歯う蝕）

口臭の原因物質と日内変動

口臭の原因物質は、口腔内のさまざまな細菌がタンパク質（その多くは舌苔として舌に付着）を分解してつくる揮発性硫黄化合物（VSC）です。また、唾液と口腔内細菌とのバランスが関係し、口臭の強さは1日のうちで大きく変動（起床時や空腹時に強くなる）します。

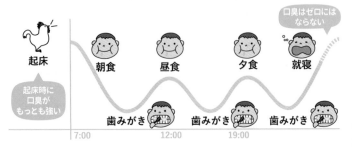

口臭に悩む患者さんへの対応

　口臭に悩む患者さんは、相手の言動にとても敏感になっており、実際に口臭がないのに悩む患者さんもいます。言動に注意しながら対応し、歯科衛生士は歯周基本治療やその他のケアを行いましょう。

● 心理的な対応の例（コミュニケーション）

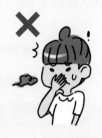

- 医療者の態度から自分の口臭を意識してしまう患者さんもいるため、動作にはかなり気を配る
  ×手を鼻に当てたり、顔を背けるなど
- 多くの口臭は口の中に原因があることを伝え、口腔内清掃のモチベーションアップにつなげる
- 口臭は誰にでもあり、まったくない人は存在しないことを伝える
- 健康な人でも日中変動が起こることを伝える
- 他人が感じる口臭と自分が感じる口臭は必ずしも一致しないため、あまりに気になる場合は専門外来で口臭測定を行うことを勧める

● 歯科的対応

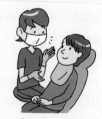

- 口臭の原因となりやすい舌苔、歯周病、唾液量を確認する
- 口腔内清掃・口腔衛生指導を行い、舌苔の除去やブラッシング方法などを伝える
- 歯周治療を行う
- 唾液分泌量が少なければ、唾液マッサージや適切な水分補給などで補うよう伝える

● 他科への紹介

- 口臭が特に気になる場合は、正確に口臭測定ができる専門外来の受診を勧める
- 患者さんが口以外から口臭を感じている場合は医科の受診を勧める

2 非歯原性疼痛

歯や顎などの歯科口腔領域が原因でない疼痛（痛み）が起こり、患者さんが歯科医院に来院されることがあります。こうした痛みを「非歯原性疼痛」といいます。歯科医院で相談されるものには、三叉神経痛や舌痛症などがあります。

#71

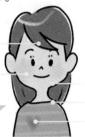

神経血管性

筋・筋膜性

**非歯原性疼痛はこんな
ところから起こります**

精神疾患 / 突発性

歯原性 / 上顎洞性

神経障害性

心臓性

三叉神経痛

三叉神経痛の特徴としては、「顔面に電気が走ったような鋭く激しい痛みが、一瞬〜数秒ほど続く」「歯には問題がない」「軽く触れただけで激痛が走る部位がある」「洗顔、歯磨き、ひげそりなど顔面への接触により誘発される」「40歳以降の女性に多い」が挙げられます。

● 原因

主に、血管が三叉神経の分岐部を圧迫して拍動することによって生じます。腫瘍が原因の場合もあります。

● 検査診断

詳しい問診（現在の症状や今までの経過、痛みの強さ、生活環境を聞く）、触診、エックス線診査のほか、患者さん

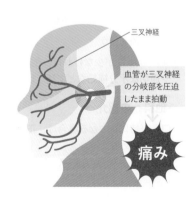

三叉神経

血管が三叉神経の分岐部を圧迫したまま拍動

痛み

が痛みを訴える歯の打診を行うこともあります。また腫瘍による圧迫が疑われるときは、頭部MRI検査を依頼する場合もあります。

● 三叉神経痛の触診
- 感覚の確認
  左右のこめかみ、頬、顎を触り、感覚に左右差がないかを確認
- 運動の確認
  歯を食いしばってもらい、咬筋が収縮して硬くなっていることを確認

● 三叉神経痛の治療
- 薬物療法(カルバマゼピンなどの抗てんかん薬の投与)
- 神経ブロック療法(神経や神経の周辺に局所麻酔薬を注射)
- 放射線治療(他科)
- 外科手術 など

舌痛症

舌痛症の特徴には、「舌がピリピリと焼けるような感じの痛みを訴える」「舌に特に原因となるような異常所見が認められない」「その他の確定診断がない」「40~60歳代の女性に多い」「何もせず1人でいるときに悪化することがある」が挙げられます。

● 原因

原因は不明で、舌炎や口内炎、カンジダ症等との鑑別が必要です。なお好発部位としては舌尖部、舌縁部が挙げられます。

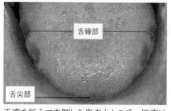
舌縁部
舌尖部
舌痛を訴えて来院した患者さんの舌。圧痕は認められるものの、炎症やびらん、裂傷などの所見は認められない

● 舌痛症の治療
- 薬物療法(クロナゼパム等抗けいれん薬の投与)
- 含嗽剤の使用
- 漢方薬の処方(立効散、加味逍遙散など)
- レーザー照射(他科)
- 心理学的療法(他科)

こうした患者さんが来院したら

非歯原性疼痛は、頭や顔といった命に直結する場所に痛みを感じるため、不安を感じている患者さんが多くなります。チェアサイドで真摯に話を聞き、必要があれば専門外来のある病院や大学病院を紹介します。

3 睡眠時ブラキシズム

睡眠時ブラキシズムには、就寝中に「ギリギリ」「ゴリゴリ」と音を出すグランディング(歯ぎしり)だけでなく、音を出さないクレンチング(食いしばり)も含まれます。またほとんどの睡眠時ブラキシズムは眠りが浅くなるときに発生します。

動画をチェック！

#72

睡眠時ブラキシズムの為害作用

睡眠時ブラキシズムによる過大な力は、歯の摩耗や歯根破折、咬合性外傷による歯周病の悪化、顎関節症を引き起こしたり、修復物や補綴装置部の破損など歯科治療の予後不良の原因となり得ます。徴候を早期に見つけて対処することで、患者さんの信頼を得ることができます。

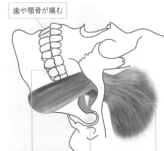

歯や顎骨が痛む

咬筋の近くの白歯に強い力がかかる

顎関節に力がかかって痛む

側頭筋に力が入って痛む

● 咬耗

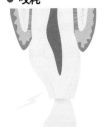

● 歯根破折

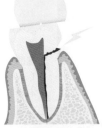

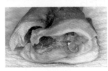

● 補綴装置の破損

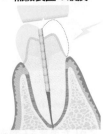

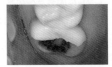

睡眠時ブラキシズムの代表的な徴候

問診・口腔内診査で下記の徴候が1つでも該当したら睡眠時ブラキシズムが疑われます。クレンチングは歯ぎしり音や咬耗をともなわず見逃されやすいため、特に起床時の症状についての問診が重要です。

❶ 睡眠同伴者に歯ぎしり音を指摘される

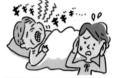

❷ 起床時に咀嚼筋に疲労感・疼痛を認める

❸ 天然歯の咬耗がある

削れてツヤツヤ光っている | 咬合面の裂溝がなくなっている

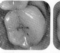

❹ 装着した修復物・補綴装置がよく壊れる

❺ セラミックスのチッピングや歯根破折がある

❻ 舌や頬粘膜に圧痕がある

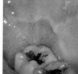

❼ 骨隆起がある

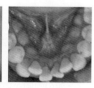

睡眠時ブラキシズムの治療

マウスピースを就寝時に装着してもらうスプリント療法が、保険収載もされている一般的な治療法です。2週間程度継続使用すると睡眠時ブラキシズム自体の抑制効果は失われますが、スプリントがブラキシズムの強い力から物理的に歯や修復物、歯周組織を守ってくれるため、継続して装着してもらいます。

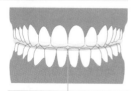

ブラキシズム用のスプリントは咬合面が平らになっている

また、質の高い睡眠が睡眠時ブラキシズムを軽減することもあるため、就寝前の仕事やコーヒーを避けるなどして、睡眠習慣を見直すことも推奨されます。

歯科治療に関する知識

191

4 閉塞性睡眠時無呼吸 (OSA)

睡眠中に「呼吸が止まり目が覚める」を繰り返す疾患です。日本人の5人に1人がこの疾患にかかっている可能性があるといわれます。高血圧、糖尿病等の合併症も多く、突然死のリスクもあります。

#73

閉塞性睡眠時無呼吸の症状と原因

● 3大症状

睡眠中の大きないびき
・そばにいる人が眠れないほどの非常に大きないびき
・突然息が止まり、いびきが途切れる
・いびきの音に強弱がある

日中の眠気
・突然仕事中に気を失い、熟睡する
・車の運転中に居眠りをすることがある

朝の頭痛
・頭の両側が痛む
・痛みは30分以内におさまる
・1ヵ月に15日以上起こる

そのほか、熟睡感の欠如や倦怠感、夜間の頻尿や覚醒も症状として見られる

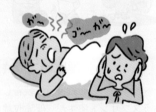

● なぜ起こるのか

重力に引っ張られた舌などが気道を閉塞して起こります。鼻づまりがある・舌が大きい・顎が小さい・首が太い/細いという解剖学的構造があると、舌による気道の閉塞が生じやすくなります。

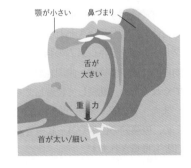

顎が小さい　鼻づまり

舌が大きい

重力

首が太い/細い

● 口腔内に現われる症状

　歯科では、口腔内に現れた以下の徴候に気づき、その存在を疑って検査・治療を勧めることができます。

- **・大きく口を開けても口蓋垂や軟口蓋が見えない**
- **・くさび状欠損**
- **・咬耗／摩耗**
- **・舌圧痕**
- **・舌の肥大**

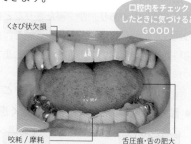

口腔内をチェックしたときに気づけるとGOOD！

くさび状欠損

咬耗／摩耗

舌圧痕・舌の肥大

閉塞性睡眠時無呼吸の治療

　口腔内の状況や、患者さんの様子・お話などから閉塞性睡眠時無呼吸症候群を疑ったら、まず歯科医師に伝えましょう。歯科医師は、問診や問診票の確認を経て医科への紹介状を準備したり、あるいは自ら睡眠時無呼吸検査を行い、治療方針を決定・実行します。

● 代表的な治療法

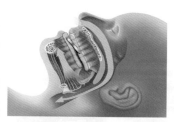

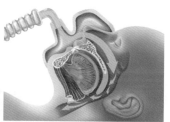

口腔内装置(OA/MAD)　軽症～中等度
下顎を前突きさせることによって舌根沈下を防ぎ、気道を広げて呼吸をしやすくする。歯科医院でも行うことが可能。
(保険診療・自費診療ともに可能だが、保険診療の場合医科からの紹介状が必要)

持続陽圧呼吸(CPAP)　中等度～重症
ホース、マスクを介して専用装置から一定圧力の空気を常時送り込み、上気道を広げて無呼吸の発生を防ぐ。専門の病院で行われることが多い。

他に外科的矯正手術などの外科手術や生活習慣の改善、睡眠衛生指導などがある。

宮地 舞、患者のQOL向上に対する歯科医師の新たな役割　睡眠歯科医学を知る一米国の最新情報とその治療の現在．the Quintessence 2020;39(7):90-113.

歯科治療に関する知識

5 訪問歯科診療

訪問歯科診療とは、自宅や社会福祉施設、医療機関で療養中であり、かつ寝たきりなど歯科医院への通院が困難な患者さんの歯科診療を、歯科医師と歯科衛生士が出向いて行うことを指します。

動画をチェック!

#74

通常の歯科診療と異なる点

● **診療を行う場所が歯科医院ではなく患者さんの生活の場である**

患者さんやご家族のプライベートの場へと入っていくことになります。使える機器が限られることはもちろん、来訪者として不快感を与えないようにマナーを守り、特別な気遣いをさせないように配慮しましょう。

● **歯科以外の医療職・介護職・行政などと連携する必要がある**

訪問歯科治療を受ける患者さんは、全身的な支援や医療を必要とする場合がほとんどです。歯科ではベストな処置であっても、他科にはそうでないことも起こり得ます。歯科は、患者さんを取り巻く医療の一環としてかかわることを忘れずにおきましょう。

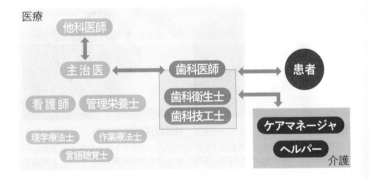

● **患者さんが何らかの全身疾患や障害をもっていることが多い**

歯科医院に来院ができないということに、どのような背景があるかを熟知したうえで診療にあたる必要があります。

訪問歯科診療で行うことができる治療

● う蝕治療

※基本セットは次ページ参照

[基本セット以外に準備するもの]

- ・ポータブルエンジン
- ・ポータブルレントゲン
- ・充填用セメント
- ・合着用セメント

- ・CR(コンポジットレジン)
- ・光照射器
- ・印象材
- ・咬合紙

● 義歯の作製および調整

[基本セット以外に準備するもの]

- ・ポータブルエンジン
- ・印象材
- ・ラバーカップ
- ・歯科適合試験用材料
- ・即時重合レジン

- ・義歯床用裏装材/義歯床用短期弾性裏装材
- ・プライヤー
- ・咬合紙
- ・咬合採得器具一式(義歯新製時)

● 難度の高くない抜歯

[基本セット以外に準備するもの]

- ・ポータブルエンジン
- ・ポータブルレントゲン
- ・表面麻酔薬
- ・局所麻酔薬

- ・抜歯の基本セット
- ・消毒薬
- ・ガーゼ
- ・抗菌薬、鎮痛薬

● 嚥下機能評価・嚥下訓練   ● 口腔内の清掃・口腔ケア指導

訪問歯科診療で肝に銘じたいポイント

訪問歯科診療では、患者さんのもつ問題はより複雑です。歯科治療のみをしようとするのではなく「主訴の背景を考える」「疾患を知る」「経過を追い関連職種とやり取りする」ことが大切です。「義歯を直したい」という主訴が額面どおりのものか(義歯の問題ではなく、食べられる環境や食形態で解決することも)、患者さんの疾患や麻痺などの度合いに合った対応をしているか、栄養や今後について他職種や患者さんのご家族とよく話し合っているかなど意識して取り組みましょう

歯科治療に
関する知識

195

訪問歯科診療の流れ

患者さん本人や家族からの 直接依頼	患者さんの同意を得た介護職、 医療職、施設関係者等からの依頼

❶ 予約日・介護認定の確認

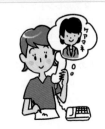

- 事前にご家族や担当ケアマネージャに連絡し、国民健康保険証、介護保険証、介護保険割合証、障害者保険証（ある場合）の写しを準備、あるいは送付いただく
- 主訴、病歴、訪問可能日、キーパーソンとなる方の連絡先などを確認して、その日程に応じて予約日を確定する

❷ 訪問の準備

※基本セットは歯科医師・歯科衛生士の訪問と歯科衛生士単独の訪問で異なる

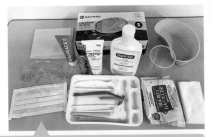

- **基本セット（歯科衛生士単独の場合）**
手袋、エプロン、フェイスタオル、歯ブラシ、スポンジブラシ、マスク、口腔ケアティッシュ、歯間ブラシ、洗口液、保湿剤、歯磨剤、紙コップ、ガーグルベースン、ワセリン、ヘッドライト、ゴーグル（フェイスシールド）

- **いつも持ち歩くもの**
エプロン、紙コップ、ペンライトまたはヘッドライト、ティッシュ、ゴミ袋

❸ こんにちは！（訪問）

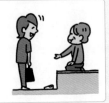

- 訪問の際は笑顔であいさつ。インターホンで「○○歯科医院の××です」と名乗ることを忘れずに
- 靴を脱いだら玄関の端に寄せるなどの気配りも大切

❹ 問診

- 患者さんが不安にならないよう、できるだけ同じ高さの目線で話しかける

- 軽くあいさつをすることで、「患者さんが話せるか」「耳が聞こえるか」「麻痺があるか」などおおよそのコミュニケーション機能を把握する

- 患者さんが意思疎通可能な場合は、まず最も気にされていること(主訴)から聞く

- 患者さんが話せない場合は、「はい」「いいえ」で答えられる質問にしたり、周囲の関係者に尋ねるなど臨機応変な対応が求められる

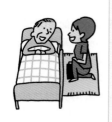

❺ 処置

- 患者さんが不安にならないよう、これから何をするかひと声かけてから行う

- 処置中に患者さんが動いてしまう場合は、優しく患者さんの手を握る、頭を支えるなど、患者さんが安心でき、歯科医師も安全な治療に専念できるアシストを心がける

- 歯科治療中に患者さんの具合が悪くなることもあるため、処置中は顔や口唇の色、患者さんの反応などを注視して、不自然な点があれば歯科医師にも伝える

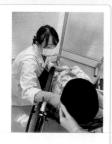

❻ 退出・報告

- 診療後は、現状復帰が基本。治療で生じた切削片やケアで生じたゴミなどはきれいに回収し、忘れもののないように注意する

- 次回の予約を取り、必要があれば患者さん宅のカレンダーや歯科医院の予約表などに書き込む

- 初めての診療後は、依頼元のケアマネージャーなどに治療経過を報告し、現場の問題点や今後の予定を簡単に共有しておく

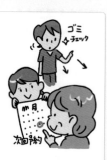

口腔内清掃の手順

❶ 安全に配慮した準備

動画をチェック！

#75

- ベッド、車椅子、普段使用している椅子など、安定した姿勢をとれる場所に患者さんを誘導する
- 患者さんの頭部が後屈していると誤嚥しやすいため、枕やタオルで頭部の角度を調整する。アシスタントがいる場合は頭部を支えてもらう
- ベッドの場合は、可能であればギャッジアップし、口腔内が見えやすい高さになるよう調整する

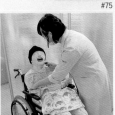

❷ 口腔内を観察する

- 暗く見えづらい口腔内は、ペンライトやヘッドライトを用い全体（歯や粘膜の状態、舌の汚れ、傷や出血の有無）を確認する
- 口が開きづらい場合は、口の周りや首、肩のマッサージを行い、リラックスした状態にする

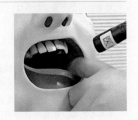

❸ 口腔内を保湿する

- うがいができる場合はうがいをしてもらう
- うがいができない場合は、湿らせたガーゼやスポンジブラシ、保湿剤などを用いて口腔内を保湿する
- 痂皮（かさぶた）や乾燥した痰が付着している場合はジェルを塗布し、ふやかしておく

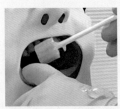

口腔内が乾燥した状態で清掃を行うと、口腔粘膜を傷つけたり痛みの原因になる

❹ 汚れの除去

・口腔内に食渣(食べかす)が残って
いたり痰が貯まっている場合はス
ポンジブラシ等で回収する

・歯ブラシを用いて歯面を清掃する

・舌の表面に付着している舌苔の清
掃には毛先が軟らかい歯ブラシや
舌ブラシを使用し、奥から手前に
軽くこするように清掃する

・痂皮や乾燥した痰がふやけたらスポ
ンジブラシやピンセットで取り除く

・義歯を使用している場合は、義歯
洗浄剤と義歯ブラシ(なければ歯
ブラシでも可)を使用し清掃する

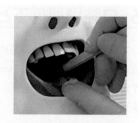

❺ 汚れの回収

・清掃が終わったら、うがいができ
る場合はうがいをしてもらう

・できない場合は、口腔用ウェット
ティッシュを使用し口腔内全体を
拭き取る

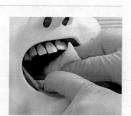

汚れの除去後は口腔内に汚れが散ら
ばった状態であるため、うがいまたは
拭き取りのいずれかの方法で汚れを
口腔外に回収するようにする

❻ 機能的な口腔ケア

・口腔の機能が低下している場合
は、口腔内清掃後に舌の運動や口
腔周囲のマッサージを行うと良い

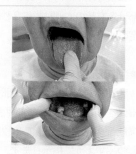

6 口腔機能低下と評価法

　加齢にともなって、口腔内の感覚や咀嚼嚥下機能、唾液分泌、構音といった機能は低下していきます。これを「口腔機能低下」といいますが、早期に発見し歯科医院が専門的な介入をすることで、その進行を遅らせることができます。

口腔機能評価法

　口腔機能の評価では以下の7つの検査を行います。口腔機能低下症と診断された場合は口腔衛生指導や咀嚼関連筋機能訓練などの訓練、義歯の再製などで噛む・話す力の回復を図ります。

動画をチェック！

#76

● 口の衛生状態

　舌を9分割し、各部位の舌苔の量を視診で判断し点数をつけます。

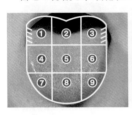

スコア0
舌苔は認められない

スコア1
舌乳頭が認識可能な薄い舌苔

スコア2
舌乳頭が認識不可能な厚い舌苔

● 口の乾燥

　口腔水分計の先にあるセンサ部分を右頬の内側粘膜に2秒間一定の圧で当てて測定します。

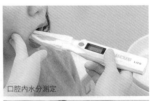

口腔内水分測定

● 舌の筋力

　舌圧計の先にある風船部分の根元を前歯で軽く噛んで押さえ、風船部分を舌と上顎で5秒間押しつぶすように指示します。

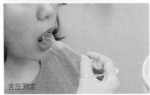

舌圧測定

● 噛む力（咬合力）

　上下の歯が最も多くの部位で接触する場所で、測定用の感圧フィルムを3秒間噛みます。噛んだフィルムをスキャナで取り込み、色が変化した部分をパソコンで咬合力に変換して出力します。

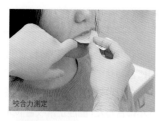

咬合力測定

● 滑舌

　唇の音（パ）、舌の先の音（タ）、奥舌の音（カ）をそれぞれ5秒間発し続け、その回数を計測器で計測します。

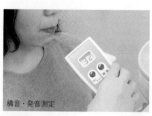

構音・発音測定

● 咀嚼機能

　グミゼリーを20秒間噛んだ後10mlの水でぶくぶくうがいをし、濾過用のメッシュを敷いたコップにすべて吐き出します。メッシュを通過した液体を採取し、グルコース濃度を測定します。

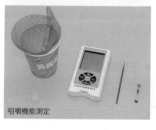

咀嚼機能測定

● 嚥下機能

　患者さんに嚥下機能評価用紙の設問に回答してもらい、規定の点数に応じて判断します。

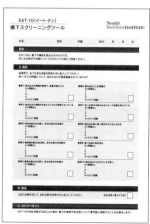

嚥下機能評価用紙の例（嚥下スクリーニングツールEAT-10）。10の設問に対し0（問題なし）〜4（ひどく問題）の点数で回答してもらう。

ネスレ日本、栄養ナビ（https://nestle.jp/nutrition/swallow_chew/eat-10.html）より転載

201

7 矯正歯科治療

不正な歯並びや咬みあわせ（咬合）を、患者さんの口に合わせて作った器具を用いて改善し、咀嚼機能、構音（発音）機能を向上させる治療です。個々の患者さんに合った「個性正常咬合」の確立を目指します。

#77

不正な歯並びや咬み合わせの例

● 叢生

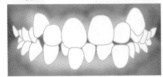

いわゆる「乱ぐい歯」。歯列のアーチから1歯1歯がバラバラにずれて萌出している。八重歯も叢生の一種

● 空隙歯列

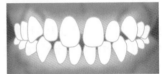

いわゆる「すきっ歯」。歯と顎の大きさのアンバランスが原因となって生じる。歯の先天性欠損が原因となることも

● 下顎前突

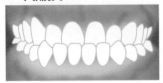

いわゆる「受け口」。反対咬合ともいう。上下顎前歯の傾斜による歯性、上顎が後退もしくは下顎が前突している骨格性、咬合の過程で起こる機能性がある

● 開咬

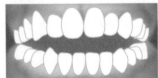

自然に咬み合わせたとき、垂直方向に咬合しない状態。前歯部開咬、臼歯部開咬がある

● 上顎前突

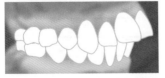

いわゆる「出っ歯」。上下顎前歯の傾斜による歯性、上顎が前突もしくは下顎が後退している骨格性がある

● 過蓋咬合

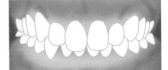

上顎の歯が下顎の歯に大きく覆いかぶさるように咬み合う状態。咀嚼時に下顎の動きが制限されやすくなってしまう

矯正装置の種類

最も一般的なのはマルチブラケット装置ですが、メーカーや技術の進歩などによってさまざまな装置やシステム、材料が存在します。

● マルチブラケット装置

ブラケットを歯の表面に接着材で接着し(大臼歯ではバンドにブラケットを溶接したものを使用することもある)、そこにアーチワイヤーを結紮(結びつけること)し、パワーチェーンなどのさまざまな付加装置と合わせて個々の歯を排列(並べること)していく。

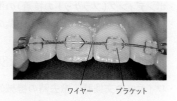

ワイヤー　ブラケット

● 舌側矯正装置

歯の口蓋側・舌側にブラケットを装着し、アーチワイヤーを通して排列を行っていく。他人から見えない審美性重視の装置で、一般的に治療期間やチェアタイムが長く、料金も高くなることが多い。

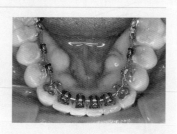

● アライナー型矯正装置

印象材で採得した全顎印象や、口腔内スキャナーによる光学印象からセットアップモデル(治療後の歯列を予測した模型)を段階的に作製し、そこに厚さ1mm程度の透明な樹脂をプレスし装置を作製、装着することで歯を動かしていく。

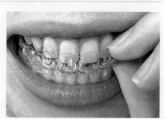

※装置は1日20時間以上の装着が推奨される
※現在はまだ適応症が限られており、垂直的な動きである圧下・挺出や歯体移動を得意としない

矯正歯科治療におけるアシスタントワーク

矯正歯科治療では、アシスタントは以下のような役割を担います。

・口腔内写真撮影、エックス線写真撮影のアシスタント
・ボンディング（ブラケットの接着）の準備
・ワイヤー結紮、エラスティック結紮の補助

また歯科衛生士は、以下のような役割も担います。

・ワイヤーの交換時・撤去時の機械的歯面清掃（PMTC）
・装置を装着した口腔内のブラッシング指導

● マルチブラケット装置の装着手順とアシスタントワーク

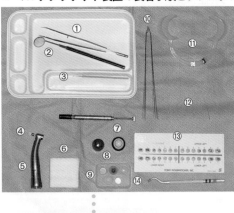

[準備するもの]
①ピンセット
②デンタルミラー
③スポンジ
④ブラシコーン
⑤コントラアングル
⑥ガーゼ
⑦ボンディング材
⑧エッチング材
⑨PMTC用ペースト
（フッ化物が配合されていないもの）
⑩結紮線
⑪開口器
（アングルワイダー）
⑫アーチワイヤー
⑬ブラケット
⑭筆

マルチブラケット装置のボンディング直前に行う歯面研磨では、フッ化物入りのペーストを使わないようにします（フッ化物がレジンの重合を阻害するため）。装置装着後は、う蝕予防のために積極的にフッ化物入りの歯磨剤を用いるよう勧めます。他にもブラッシング器具の選択など、口腔衛生指導をしていきましょう

❶ 歯面清掃（PMTC）

歯面が確実にエッチング（酸処理）されるよう、装置を装着する歯の歯面清掃を行う。

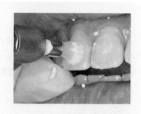

［アシスタント］
1歯あたり5~10秒かけて念入りに行う。
歯石がついている場合は前もって除去する

❷ 口唇・頬粘膜の排除

アシスタントは開口器を装着して口唇・頬粘膜を排除する。こうすることで処置の邪魔になることを防ぎ、防湿もできる。

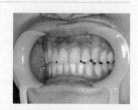

［アシスタント］
開口器は十分に縮めてから装着する。患者さんにリラックスし口を閉じ気味にしてもらうとかけやすい。かけた後、上下唇を軽く指で上下方向に引っ張り十分に排除する

❸ 乾燥・エッチング・水洗

エアーで歯面を乾燥し、歯科医師がボンディング（接着剤でブラケットをつける）する予定の位置にエッチング剤を塗布し30秒程度放置した後、スリーウェイシリンジで水洗する。

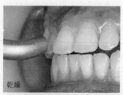
乾燥

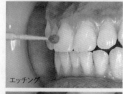
エッチング

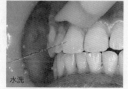
水洗

［アシスタント］
乾燥：エアーは唾液が飛び散らない程度の強さにする。口腔内に溜まった唾液は適宜吸引する
エッチング：基本的には歯面の中央に、ブラケットの大きさよりひと回り大きくエッチングする
水洗：水洗が終わったら患者さんに酸っぱい・苦い味がしないかたずね、もし不快であるようならさらに水洗を行う

❹ 乾燥・ボンディング

アシスタントはおりを見て歯科医師の手元にブラケットの入ったトレーを置く。歯科医師はブラケットに接着材をつけ、歯面に接着していく。

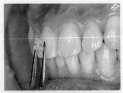

［アシスタント］
ボンディング直前にもう一度該当歯にエアーをかけ乾燥させると、さらに接着力が確保される。バンドを装着する場合は、開口器装着とエッチングの操作は行わない

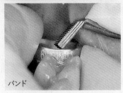
バンド

❺ 結紮

ボンディング材の硬化後、歯科医師がワイヤーをブラケットに装着し結紮する。余った結紮線はピンカッターでカットする。

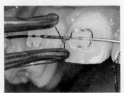

［アシスタント］
結紮線を歯科医師の取りやすい角度から1本ずつ手で渡す。カット後余った結紮線は束ねて持っておく。エラスティックモジュールを用いた結紮では持針器にモジュールを装着したものを2本準備し、歯科医師に交互に手渡しすると効率的である

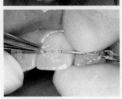

❻ ブラッシング指導（TBI）

歯ブラシの当て方、ストロークの大きさなどを指導する。必要に応じデンタルフロス、歯間ブラシの併用をお勧めする。

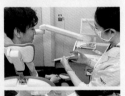

［ポイント］
歯ブラシはブラケットに対し45°の角度で上下から軽く当て、ストロークは小さくする。う蝕リスクが高くなることをよく説明し、モチベーションを十分高める

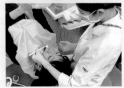

● マルチブラケット装置の交換手順とアシスタントワーク

　月に1回程度、ワイヤーの交換と調整を行います。その際に歯科衛生士はPMTC、必要に応じてTBIも行います。

① ピンカッターや曲探針で結紮線やエラスティックモジュールを外してからワイヤーを外す

② 装置を外したらフッ化物が配合されているPMTC用ペーストとブラシコーン、コントラアングルを用いてPMTCを行う

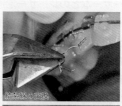
結紮線の交換

③ デンタルフロスを歯間に通し、口腔内清掃が終わったら歯科医師が再度ワイヤーを装着する

④ 磨き残しが多い場合、TBIを行う

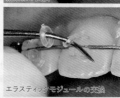
エラスティックモジュールの交換

［アシスタント］
ピンカッターや曲探針など鋭利な器具で軟組織を傷つけないよう気をつける。また口腔内清掃では、日ごろワイヤーが装着されているために歯ブラシやデンタルフロスが届かない部位を念入りに行う。TBIは口腔内の状況や患者さんの悩みに応じて行う

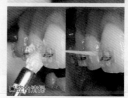
口腔内清掃

● マルチブラケット装置の撤去手順とアシスタントワーク

① ブラケットリムーバーでブラケットを、バンドリムーバーでバンドを外し、レジンリムーバーでボンディング剤とセメントを除去する

② 装置を外したらフッ化物が配合されているPMTC用ペーストとブラシコーン、コントラアングルを用いてPMTCを行う

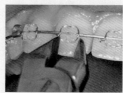

［アシスタント］
ボンディング材やセメントをガーゼで拭い、PMTCを徹底的に行う。歯ブラシが行き届かなかった部位の着色も除去できる

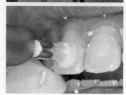

8 レーザー治療

歯科には炭酸ガス、半導体、Nd:YAG、Er:YAG レーザーなどのレーザー治療機器があります。レーザーが使用可能な歯科治療は多岐にわたりますが、Er:YAG レーザーは水分に反応し、軟組織だけでなく硬組織も治療することができるレーザーです（う蝕除去、小帯切除、アフタ性口内炎の治療、フラップ手術時の根面の歯石除去は保険適応可能）。

動画をチェック!
#78

レーザーの歯科治療への応用

う蝕治療

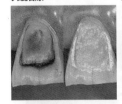

歯周ポケット治療

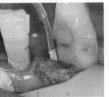

歯石除去

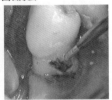

歯肉の切開・切除

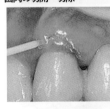

メラニン除去

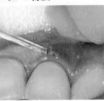

フラップ手術

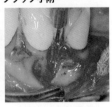

レーザー光の特徴

・光の波がそろっている（コヒーレント特性：波動が互いに干渉しあう性質）
・波長がひとつ（単色性）
・収束して広がらない（収束性・指向性）

●太陽光など

いろいろな波長と位相の光が混在

●レーザー光

位相がきっちりそろっている

レーザー治療の準備と実践

● 器材の準備と治療手順

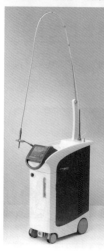

Er:YAG レーザー装置
(アーウィンアドベール EVO、モリタ)
注水パックに十分に水量
があるか事前に確認する。

[準備するもの]

① Er:YAG レーザー装置
②コンタクトチップ(滅菌済み)
③ハンドピース(滅菌済み)
④ゴーグル(消毒済み、患者さん・アシスタント・術者用)

※ その他処置に応じて準備する

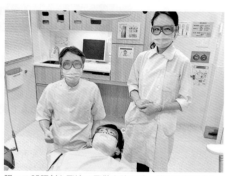

眼への誤照射と飛沫の飛散を防ぐゴーグルは患者さん、
アシスタント、術者の順に装着する

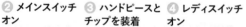

| ❶ キースイッチオン(装置本体背面) | ❷ メインスイッチオン | ❸ ハンドピースとチップを装着 | ❹ レディスイッチオン |

❺ 口腔外バキューム設置

❻ 治療部位にチップを位置づけ、軟組織の排除、バキュームによる吸引、レーザー照射開始

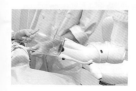 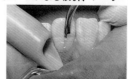

8 | 事故・緊急時の対応

1 患者さんの口の中にものを落とした！

補綴装置などの落下が起きたら、まずはあわてず、落ちついて行動しましょう！

| 咽頭方向に異物が移動しないよう配慮しながら行う | 口の中を目視で確認 |

見つからない

- 治療を中断し、「動かないように」と声をかける
- 息苦しさがあるか確認
- その場を離れず大声あるいはインカムで周囲のスタッフに知らせる

息苦しさなし

- その日の診療を中止し、医科で胸部エックス線写真を撮影してもらう

- 内科医の判断をあおぐ
  ・誤飲：食道・胃を経て数日で排出されることが多い
  ・誤嚥：内視鏡検査などを受けて、医師の判断をあおぐ

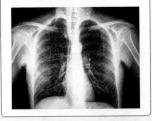

息苦しさあり

- 呼びかけて意識を確認する
  ・体は絶対に動かさない
- 目視で呼吸を確認する
- 患者さんは動かさず、水平位に保ったまま状態を確認する
  ・ユニットが水平位になっておらず起こしている状態の場合は、ゆっくり水平位に戻す

水平位

- AED、生体情報モニタを準備してもらう

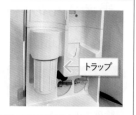

- **飲み込んだかわからない場合は**
  患者さんが明らかに誤飲・誤嚥した
  か不明の場合は、落下物がユニット
  周囲やスピットン、トラップ（スピット
  ン内にある異物を受け取る装置)な
  どにないか確認する

← トラップ

発見！

● **あわてずバキュームで静かに吸引する**

意識あり

● **呼吸困難感の確認**
  ・話ができるようなら直接聞く

● **気道閉塞の確認**
  ・声を出せるか
  ・咳ができるか（できる場合は咳をしてもらう）
  ・唇や皮膚の色が紫色になっていないか

  ※「ヒューヒュー」という呼吸音がし
  たら空気の通り道に異物があり、
  気道閉塞となっている可能性が
  ある（息を吸うときに音がする場
  合は鼻から喉にかけて、吐くと
  きに音がする場合は気管支や肺
  に問題のあることが疑われる)

  ・重篤な気道閉塞の場合は、背部叩打法やハイムリック法（腹
  部突き上げ法)を試みる

排出できない・容態が悪化

意識なし

● **救急車を呼ぶ**

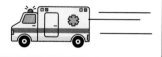

下山和弘，大渡凡人，松尾美穂，清水一夫，教育ノート 歯科治療中に発生したクラウン・ブリッジの誤嚥・誤飲，老年歯科医学 2012;27
(3):323-328 を参考に作成

事故・緊急時の
対応

2 患者さんの容体が急変した！

基本的な流れは、誤飲・誤嚥時の対応と同じです。

全身状態の急変発生！

❶診療中止・患者さんの状態確認
患者さんをチェア上で水平位に保ったまま、状態を確認する

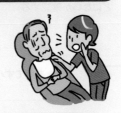

・**肩をたたいて呼びかける**

・**意識と呼吸の有無を確認**
意識と呼吸がない場合は心肺蘇生を行い、救急車の要請もしくは連携病院へ連絡する

> 日ごろから院内で
> 訓練を行うなどして
> AEDの使用法に
> 熟知しておきましょう！

・**バイタルサインを確認する**
生体情報モニタで脈拍・呼吸・血圧を測って緊急性の有無を確認する

・**心肺蘇生やAED作動を実施する**

❷応援を呼ぶ
その場を離れずに、大声やインカムなどで「急変です。誰か来てください」と院長や近くのスタッフを呼び、協力要請する

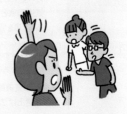

❸院長の判断を仰ぐ
・「いつ」「どこで」「誰が」「どんな状態なのか」を説明する
・病院へ搬送すると院長が判断した場合、119番通報する

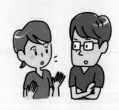

3 迷走神経反射が起こった！

迷走神経反射とは

　強い痛みや精神的ショック、ストレスにより自律神経のバランスが崩れ、それが血圧に影響し、「気分不快（気持ち悪い）」「血圧低下（顔面が真っ青になる）」「徐脈症状（だるさやめまい）」「意識消失（失神）」を起こす反応のことをいいます。

#79

● 歯科ではどんなことで起こる？

精神的ストレス
　治療に対する不安・恐怖・極度の緊張など

痛みをともなう処置
　上顎第三大臼歯抜歯や採血、膿瘍切開など

局所麻酔
　注射に対する不安・恐怖・緊張・痛みに反応

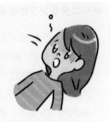

迷走神経反射が起きてしまったら

・**仰向けに寝かせ、足を上げる**
　（血液を頭部に戻す）
・**酸素吸入を行う**
・**当日の歯科治療は基本的に中止**

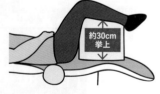
約30cm
挙上

● 歯科治療で迷走神経反射を起こさないために

・**事前にできる限り歯科治療に対する不安要素を取り除く**
　時間をかけたていねいで詳細なカウンセリングを行う
　以前に迷走神経反射を起こしたことがあるかを確認する
・**適切な管理下で亜酸化窒素（笑気）吸入鎮静法と静脈内鎮静法をともなう歯科治療を行う**
・**歯科治療中は生体情報モニタでの監視を行う**

事故予防としてのモニタリング

　全身状態を把握できる血圧計、パルスオキシメータなどを人の体につなぎ、生体情報モニタで経時的に血圧、心拍数、動脈血酸素飽和度などを監視することをモニタリングといいます。歯科治療でも、特に有病者などは、モニタリングを行うことで外科手術や歯科治療中に患者さんの異常を早期に知らせることになり、事故の予防につながります。

#80

●モニタリングが必要な患者さん

　高血圧、不整脈、狭心症、心筋梗塞、心臓弁膜症、気管支喘息、慢性気管支炎、肺線維症、糖尿病、甲状腺機能亢進症あるいは低下症、脳梗塞既往、重症筋無力症、パーキンソン病をお持ちの方、アレルギーのある方、血が止まりにくい方（肝硬変など）、ペースメーカーを使用している方、透析を受けられている方（腎不全など）　　など

●生体情報モニタの画面

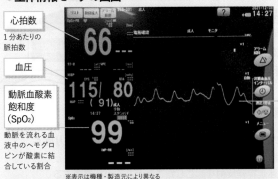

心拍数
1分あたりの脈拍数

血圧

動脈血酸素飽和度（SpO₂）
動脈を流れる血液中のヘモグロビンが酸素に結合している割合

脈波波形
脈拍の強さを波形で示す

※表示は機種・製造元により異なる

〔正常値〕　ＳｐＯ₂：96~99% 程度
　　　　　血　圧：最高血圧 120mmHg 未満かつ最低血圧 80mmHg 未満
　　　　　心拍数：60~100 回 / 分

●生体情報モニタ（血圧計・パルスオキシメータ）の使用準備

❶上腕部に血圧計のカフを巻く

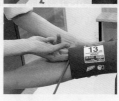

カフ

- 腕に合わせてカフのサイズを選択する
- カフのゴム囊の中央部が上腕動脈に当たるように巻く
- 成人用カフで指2本入る程度の固さを目安とする
- 素肌または薄手の衣服の上に巻く
- ホースは折れないように末梢（腕の先のほう）側に出す
- 患者さんにシャント※が入っていないか確認し、その腕とは反対側にカフを巻く

※透析治療中の患者さんが受ける、静脈と動脈をつなぎ合わせる処置

❷パルスオキシメータのセンサをつける

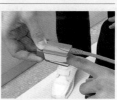

- 血圧計のカフと反対側の手の人差し指に装着する
- コードが爪側にくるようにつける
- 指が圧迫されてしまうため奥深くまで差し込まない
- マニキュアが塗ってある爪は感度が悪く測定できないときがある

動脈血酸素飽和度と脈拍数を測定する

❸測定間隔を設定し測定を開始する

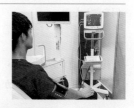

- 患者さんの体調は毎日異なります。診療中にモニタリングをすることも大切ですが、来院時に患者さんの体調を毎回確認すること（問診）が、診療中の急変を防ぐためにも重要です
- 心筋梗塞の発作後6ヵ月以内は再発作が起きやすいともいわれています。特に注意が必要です

4 その他のトラブル

針刺し事故が起こったら

針刺し事故発生！

❶ ただちに針刺し部位を流水で石鹸を用いて十分に洗浄する

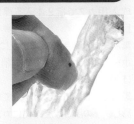

❷ 10% ポピドンヨードで消毒する
使用ずみの器具により針刺しが起きた場合は、消毒後に内科で血液検査を受け、感染の有無を確認する

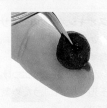

❸ 院長や歯科医師に報告

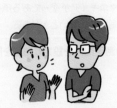

・**何を刺したか**
　浸麻針・探針・バー・超音波チップ　など
・**それは使用ずみのものか**
・**どういう状況下で起きたか**

・その器具を用いた患者さんが特定できたら感染症の有無を確認し、同意を得たうえで血液検査を受けてもらいます
・職業感染を予防するため、アレルギー等の問題がなければB型肝炎ウイルスワクチンの接種を受けておくようにしましょう

診療中に火事や地震などの災害が発生したら

地震発生！

❶スタッフ・患者さんへの安全確保の声かけ

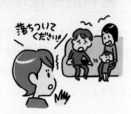

- まずは自分自身の安全を確保する（自分が守れなければ患者さんの安全を守れない）
- 災害発生時に患者さんを守る行動は、まず「落ち着いて」「頭を保護して」と声をかけること

❷診察中断、背板と患者さんを起こす

- あわてた患者さんがユニットから転落しないよう注意する

❸ユニットや窓ガラスから離れ、頭を守ってしゃがむ

❹ヘルメットを準備し、避難経路の安全を確保する

❺揺れが収まったら、被害状況・火災などの有無、院内を確認

- 揺れが収まるまではその場を動かないようにする
- ガスの元栓を締め、ユニットや滅菌器などの電源を切る

❻避難する

- いざ災害が起きると誰しもがパニックになります。非常持ち出し袋やヘルメットの置き場所、避難経路などを事前に確認しておきましょう
- とっさの正しい判断と対応ができるように、災害時のマニュアルを作成し防災訓練を経験しておくと良いでしょう

1 歯科治療後によく処方される薬剤

歯科では多くの薬剤の助けを借りて治療を行っており、術後の不快感の軽減や治療のために必要があれば薬を処方します。表に記載がない薬剤でも、医院で使われている薬剤については主成分（一般名）や作用を確認しておきましょう。

[外科手術後、歯内療法後などに用いる鎮痛剤、抗菌剤]

代表的な商品名とパッケージ	一般名／専門的分類	使用上の注意点
カロナール など	アセトアミノフェン ＊ 解熱鎮痛薬（痛み止め）	＊ 500mg 錠や細粒もあるため、用量をよく確認すること ＊ 空腹時の服用を避ける
ロキソニン ロキソプロフェンNa	ロキソプロフェンナトリウム ＊ 消炎鎮痛薬（NSAIDs、痛み止め）	＊ 安全性が確認されていないため、小児には処方しない（禁忌の項も参照）
ボルタレン ジクロフェナク Na など	ジクロフェナクナトリウム ＊ 消炎鎮痛薬（NSAIDs、痛み止め）	＊ 強力な消炎鎮痛作用があるが、胃が荒れるなどの不快な症状が出やすい ＊ 小児では副作用が現れやすく、基本的には処方しない（禁忌の項も参照）
サワシリン オーグメンチン	アモキシシリン、バカンピシリンなど ＊ ペニシリン系抗菌薬（化膿止め、抗生剤）	＊ ペニシリンアレルギーに注意

ペングッド など		アモキシシリン、バカンピシリンなど ＊ ペニシリン系抗菌薬（化膿止め、抗生剤）	＊ペニシリンアレルギーに注意
エリスロシン クラリス ジスロマック など		エリスロマイシン、クラリスロマイシン、アジスロマイシンなど ＊ マクロライド系抗菌薬（化膿止め、抗生剤）	＊ 副作用が比較的少なく、安全性が高いといわれている
ケフラール フロモックス セフゾン など		セファクロル、塩酸セフカペンピボキシル、セフジニルなど ＊ セフェム系抗菌薬（化膿止め、抗生剤）	＊ 副作用は比較的少ないが、ペニシリンアレルギーのある患者さんではアレルギー反応が誘発されることがあり、要注意
クラビット タリビッド グレースビット など		レボフロキサシン、オフロキサシン、シタフロキサシンなど ＊ ニューキノロン系抗菌薬（化膿止め、抗生剤）	＊ 小児に対する副作用（関節障害、意識障害など）があり、小児には処方しない

[含嗽剤]

代表的な商品名とパッケージ		一般名 / 専門的分類	用途 / 注意点
ネオステリン グリーンうがい液 0.2%		ベンゼトニウム塩化物 ほか * 含嗽剤(うがい薬)	口腔内の消毒 抜歯創の感染予防 * 日常的に使う * 抗菌作用あり
アズノール うがい液4%		アズレンスルホン酸ナ トリウム	* 消炎作用あり
イソジン ガーグル液7%		ポビドンヨード	* 殺菌作用あり * ヨードアレルギーに注 意

[軟膏]

代表的な商品名とパッケージ		一般名 / 専門的分類	用途 / 注意点
アフタゾロン口腔 用 0.1%		デキサメタゾン * 口腔用軟膏(塗り薬)	消炎 * 口内炎の治療時に用 いる(患部に直接塗布す る)
デキサメタゾン 口腔用軟膏 0.1% [NK] など	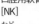		
オルテクサー 口腔用軟膏 0.1% など		トリアムシノロンアセト ニド * 口腔用軟膏(塗り薬)	消炎 * 口内炎の治療時に用 いる(患部に直接塗布す る)

[抗真菌薬]

代表的な商品名とパッケージ		一般名 / 専門的分類	用途 / 注意点
フロリードゲル 経口用 2% など		ミコナゾール / 口腔・ 食道カンジダ症治療 剤	* 併用できない薬剤が あるため、常用薬のある 患者さんには注意する こと(禁忌の項も参照)

2 歯科治療でよく使う薬剤・材料・器具

院内の薬剤には取り扱い注意のものもあるため、添付文書を確認しておきましょう。

※このページでは薬剤材料・器具の例を挙げています。勤務する歯科医院によって扱うものは異なります

※禁忌など詳しい情報は製品の添付文書で確認してください

※これらの材料で過敏症の既往歴のある者は、患者さんだけではなく術者も扱わないようにしましょう

・製品の商標は読みやすさを優先して省略しています

[麻酔薬・鎮痛剤]

代表的な商品名とパッケージ	主成分	用途 / 注意点
キシロカイン ポンプスプレー 8%	リドカイン	麻酔時(表面麻酔)/浸潤麻酔刺入時の痛み軽減 * ロールワッテ等に含浸して用いる
ハリケインゲル 歯科用 20%	アミノ安息香酸エチル	麻酔時(表面麻酔)/浸潤麻酔刺入時の痛み軽減 * 香りつきのものが多い
ビーゾカイン など		
キシロカイン オーラ注 エピリド など	リドカイン塩酸塩	麻酔時(浸潤麻酔・伝達麻酔)/ 治療時の痛み抑制 *アドレナリン含有のため高血圧や心疾患のある患者さんには症状の増悪が起こり得る(原則禁忌。禁忌の項参照)

シタネスト・オクタプレシン		プロピトカイン塩酸塩	麻酔時（浸潤麻酔・伝達麻酔）/ 治療時の痛み抑制 ＊薬剤に含まれるフェリプレシンに分娩促進作用があるため、妊婦への使用は要注意
スキャンドネスト		メピバカイン塩酸塩	麻酔時（浸潤麻酔）/ 治療時の痛み抑制 ＊ 持続時間が比較的短い（30 分程度）

[歯周治療]

代表的な商品名とパッケージ		主成分	用途 / 注意点
ミノサイクリン塩酸塩歯科用軟膏2% ペリオクリン		ミノサイクリン塩酸塩	歯周炎の治療（歯周組織の炎症軽減） ＊ 冷所保存する ＊ 冷えたまま注入すると痛みをともなうことがあるため、使用前にしばらく室内で放置し室温に戻す
テトラサイクリン・プレステロン歯科用軟膏 （チューブタイプ） （カートリッジ型容器タイプ）		テトラサイクリン塩酸塩、エピジヒドロコレステリン	歯周組織の炎症、抜歯創・口腔手術創の二次感染、感染性口内炎などの予防・軽減 ＊ 小児に長期連用すると、歯の着色や形成障害を起こすことがある

[歯内療法：根管拡大・根管の清掃・消毒薬]

代表的な商品名とパッケージ		主成分	用途 / 注意点
ニシカジーピーソルベント		d - リモネン、n - ヘキサン	ガッタパーチャの軟化（除去用）
JG （ネオグリセロール） など		ヨウ素	根管治療時（根管貼薬）/ 根管内の消毒 ＊ ヨウ素による匂いがある。ヨードアレルギーを引き起こすこともあり要注意

歯科用 アンチホルミン		次亜塩素酸ナトリウム	う窩や根管の清掃・消毒
ネオクリーナー 「セキネ」		次亜塩素酸ナトリウム	う窩や根管の清掃・消毒、内容物の溶解 ＊塩素による匂いがある
キャナルクリーナー 歯科用液 10%		次亜塩素酸ナトリウム	う窩や根管の清掃・消毒、内容物の溶解
スメアクリーン		エデト酸二ナトリウム（EDTA-2Na）	根管清掃 （根管内壁スメア層の清掃）
RC プレップ		エデト酸二ナトリウム（EDTA-2Na）	根管拡大形成

［歯内療法：覆髄・根管充填材など］

代表的な商品名とパッケージ		主成分	用途 / 注意点
ダイカル		ジサリチル酸ブチレングリコール、酸化亜鉛、リン酸カルシウム、タングステン酸カルシウムほか	窩洞の覆髄材や充填材料のベースやライナーとして使用
BioMTA セメント		炭酸カルシウム、二酸化ケイ素、酸化アルミニウム、ジルコニアほか ＊粉・液を練和	深い窩洞の覆髄（覆罩）＊に用いる ＊病変や治療で一度露髄した根管に、神経を残したままふたをすること
ジーシー デンチンセメント		フルオロアルミノシリケートガラス、ポリアクリル酸、多塩基性カルボン酸、蒸留水	口腔内での歯の窩洞・欠損の充填（成形修復）
ハイ-ボンド カルボセメント		酸化亜鉛、酸化マグネシウム、HY材、アクリル酸-トリカルボン酸共重合体水溶液ほか	修復物や装置を口腔内硬組織や装置に密着させるための合着、修復時の裏層・裏装

代表的な商品名とパッケージ		主成分	用途 / 注意点
カルシペックスII		水酸化カルシウム、硫酸バリウムほか	暫間根管充填
ビタペックス		水酸化カルシウム、ヨードホルム、メチルポリシロキサンほか	抜髄や感染根管治療後の根管充填
キャナルスN		酸化亜鉛、ロジン、次炭酸ビスマス、硫酸バリウム、脂肪酸、プロピレングリコール	根管充填（抜髄根管の充填、感染根管治療後の充填）
メタシールSoftペースト		メタクリル酸エステル類、水、有機質フィラー、エックス線造影剤、重合開始剤ほか	根管充填（抜髄根管の充填、感染根管治療後の充填）
ニシカキャナルシーラーBG multi		脂肪酸、次炭酸ビスマス、二酸化ケイ素、酸化マグネシウム、カルシウムシリケートガラスほか	根管充填、覆髄
ジーシーガターパーチャ（カラーコード）		酸化亜鉛、ガターパーチャ	抜髄後の根管に充填して根管を封鎖
ジーシーガターパーチャポイント（アクセサリー）		酸化亜鉛、ガターパーチャ	歯の根管充填
ジーシーカラーコードペーパーポイント			形成根管内の乾燥

［抜歯関連］

代表的な商品名とパッケージ		主成分	用途 / 注意点
オキシテトラコーン歯科用挿入剤5mg		オキシテトラサイクリン塩酸塩	抜歯創・口腔手術創の二次感染

| テルプラグ | | ウシ真皮由来コラーゲン | 抜歯創の止血、創面保護、肉芽形成の促進と疼痛緩和 |
| スポンゼル | | ゼラチン | 各種外科領域における止血 |

［う蝕検知薬］

代表的な商品名とパッケージ		主成分	用途 / 注意点
ニシカ カリエスチェック （レッド / ブルー）		ポリプロピレングリコールなど	細菌が存在するう蝕象牙質第1層のみを染色してう蝕を検知
カリエス ディテクター		プロピレングリコール	軟化象牙質のうち、再石灰化しえない壊死層（軟化象牙質第一層）のみを赤染しう蝕を検知

［う蝕予防薬・う蝕進行抑制剤］

代表的な商品名とパッケージ		主成分	用途 / 注意点
バトラー フローデンフォーム N	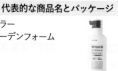	フッ化ナトリウム	う蝕の予防 ＊ 塗布前にしっかり歯面清掃しておく ＊ 塗布したら30分程度は洗口させない
フルオール・ゼリー 歯科用2%		フッ化ナトリウム	
フッ化ナトリウム液 ネオ		フッ化ナトリウム	
サホライド液歯科用 38%		フッ化ジアンミン銀	初期う蝕の進行抑制、二次う蝕の抑制、象牙質知覚過敏症の抑制（象牙質鈍麻）

[知覚過敏抑制材]

代表的な商品名とパッケージ	主成分	用途 / 注意点
スーパーシール 5秒	シュウ酸ほか	知覚過敏の抑制など
MSコート F	メタクリル酸メチル / スチレンスルホン酸共 重合体、シュウ酸、フッ 化ナトリウムほか	知覚過敏の抑制 (象牙質、形成象牙質)
ハイブリッド コートII	アセトン、メタクリル 酸エステル類(MMA、 4-META など)、芳香族 アミン、芳香族スルフィ ン酸塩ほか	知覚過敏の抑制、ボン ディング、シーリング・ コーティング
ナノシール	フルオロアルミノシリ ケートガラス分散液、 リン酸ほか	象牙細管の封鎖による 知覚過敏の抑制・防止 歯質と修復物、補綴装 置等との界面の封鎖
ティースメイト ディセンシタイザー	リン酸四カルシウム、 無水リン酸水素カルシ ウムほか	知覚過敏の抑制 (象牙質、形成象牙質)

[ホワイトニング材]

代表的な商品名とパッケージ	主成分	用途 / 注意点
オパールエッセン ス BOOST	歯科用漂白剤	オフィスホワイトニン グ、審美性向上 * 基本的に保険外診療 * 冷蔵保存する * 医薬用外劇物
TiON (ティオン) オフィス など	過酸化水素	

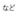

[止血剤]

代表的な商品名とパッケージ	主成分	用途 / 注意点
歯科用 TD ゼット液	塩化アルミニウム、セチルピリジニウム塩化物水和物、日局リドカイン、エタノール	歯肉縁下の支台歯形成・窩洞形成時、印象採得時の歯肉圧排、歯肉整形時などの止血
ボスミン外用液 0.1%	アドレナリン	局所の止血 * 高血圧や心疾患のある患者さんへの使用は、アドレナリンの作用によりそれぞれの症状が増悪することがあり、要注意

[接着・合着材料]

接着：ボンドと歯質・補綴装置が化学的に密着している状態

代表的な商品名とパッケージ	主成分	用途 / 注意点
スーパーボンド C&B	MMA、4-META、トリ -n- ブチルホウ素部分酸化物、PMMA、リン酸、クエン酸、塩化第二鉄ほか	修復物などの接着、動揺歯の暫間固定、ブラケットや矯正装置などの接着など
パナビアV5	メタクリル酸系モノマー、フィラーほか *A、Bのペーストを練和	修復物などの接着
ジーシー ジーセム ONE	フルオロアルミノシリケートガラス、メタクリル酸エステル、シリカフィラー、重合開始剤ほか	修復物などの接着
リライエックス ユニセム 2 オートミックス	ガラス粉末、リン酸エステル系モノマー、メタクリレート、シリカ、重合開始剤ほか	修復物などの接着
ジーシー フジルーティング EX	フルオロアルミノシリケートガラス、メタクリル酸エステル、ポリアクリル酸、蒸留水	修復物などの合着

［アルジネート印象材］

代表的な商品名とパッケージ	主成分	用途 / 注意点
ジーシー アローマファイン プラス	ケイソウ土、硫酸カルシウム、アルギン酸カリウム、酸化亜鉛 *ノーマルセットの場合	口腔内の印象採得
トクヤマAP-1	ケイソウ土、アルギン酸カリウム、精製水ほか	

［充填用セメント］

代表的な商品名とパッケージ	主成分	用途 / 注意点
ジーシー フジIX GP エクストラ	フルオロアルミノシリケートガラス、ポリアクリル酸、蒸留水、多塩基性カルボン酸	口腔内での歯の窩洞・欠損の充填（成形修復）

［仮封材 / 仮着材］

代表的な商品名とパッケージ	主成分	用途 / 注意点
松風テンポラリーストッピング	酸化亜鉛、パラフィンワックス、ガッタパーチャ、蜜ろうほか	治療中の歯の一時的な修復（仮封*) *治療中の歯質表面を外部からの汚染・刺激から保護するため一時的にふたをする
ニシカ プラストシール ノーマル	ポリメタクリル酸エステル、過酸化ベンゾイル、メタクリル酸エステル、フタル酸ジブチルほか	仮封
ジーシー キャビトン ファスト	酸化亜鉛、硫酸カルシウム、酢酸ビニル樹脂	窩洞形成後の一時的な仮封
デュラシール	メタクリル酸エステルポリマー、メタクリル酸エステルモノマーほか	仮封および暫間用被覆冠の接着充填

ジーシー フリージノール テンポラリーパック		酸化亜鉛、脂肪酸誘導体	補綴装置の仮着
松風ハイ-ボンド テンポラリーセメント （ソフト / ハード）		酸化亜鉛、シリカ、酸化マグネシウム、HY材ほか	補綴装置の仮着や暫間充填

［接着材関連］

代表的な商品名とパッケージ		主成分	用途 / 注意点
ボンドマー ライトレス		アセトン、リン酸モノマー、Bis-GMA、TEGDMA、HEMA、MTU-6、イソプロパノール、ボレート系触媒ほか	修復物や補綴装置の接着
クリアフィル ポーセレンボンド アクティベーター		モノマー（メタクリル酸モノマー）、シランカップリング剤ほか	歯科用充填材料や修復物と歯との接着に用いる接着材料の接着増強
クリアフィル メガボンド2		モノマー（リン酸エステル系モノマー：MDP、HEMAほか）、光重合触媒、フィラーほか	象牙質を含む窩洞や欠損、補綴装置への接着、知覚過敏の抑制
スコッチボンド ユニバーサル プラス アドヒーシブ		リン酸エステル系モノマー、メタクリレート、重合開始剤、エタノールほか	象牙質を含む窩洞や欠損、補綴装置への接着、知覚過敏の抑制
ジーシー G-プレミオ ボンド		4-メタクリロキシエチルトリメリット酸、リン酸エステル系モノマーほか	修復材料や補綴装置と歯質の接着、修復物の補修修復、知覚過敏の抑制など
ジーシー エッチャント		リン酸、水	歯質エナメル質の酸蝕、補綴装置や充填物の被着面清掃

［シーラント材］

代表的な商品名とパッケージ	主成分	用途
ティースメイト F-1 2.0	モノマー（TEGDMA、HEMA、MDP ほか）、MMA-MF 共重合体、光重合触媒ほか	初期う蝕小窩裂溝の填塞

［充填用コンポジットレジン］

代表的な商品名とパッケージ	主成分	用途
クリアフィル マジェスティ ES フロー	ガラスフィラー、レジン（TEGDMA など）、光重合触媒ほか	歯の窩洞・欠損の成形修復や人工歯冠の補修 ・幅広い色調の歯に合い，前歯でも臼歯でも使える。フロアブルタイプ
エステライト Σ クイック	シリカジルコニアフィラー、有機複合フィラー、Bis-GMA、TEGDMA、カンファーキノンほか	歯の窩洞・欠損の成形修復や人工歯冠の補修
クリアフィル AP-X 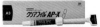	ガラスフィラー、レジン（Bis-GMA など）、光重合触媒	歯の窩洞・欠損の成形修復や人工歯冠の補修 ・セラミックフィラーを高密度に分散した機械的強度の高いペーストタイプ。臼歯によく使われる
オムニクロマ フロー 	シリカジルコニアフィラー、モノマー（UDMA など）、光重合触媒ほか	歯の窩洞・欠損の成形修復や人工歯冠の補修 ・さまざまな歯の色に合いやすい
ビューティフィル フロー プラス X	ガラスフィラー、レジン（Bis-GMA など）、光重合触媒ほか	歯の窩洞・欠損の成形修復や人工歯冠の補修 ・フィラーからさまざまなフッ素イオンなどが放出される高機能コンポジットレジン
フィルテック シュープリーム ウルトラ フロー コンポジット レジン プラス	無機質フィラー、メタクリレート（Bis-GMA など）ほか	歯の窩洞・欠損の成形修復や人工歯冠の補修 ・研磨性が良く光りやすい。シリンジからの押し出し感がよい
ジーシー グレースフィル フロー	バリウムガラスフィラー、Bis-MEPP	歯の窩洞・欠損の成形修復や人工歯冠の補修 ・さまざまなフロー性とカラーバリエーションを有する

[即時重合レジン]

代表的な商品名とパッケージ		主成分	用途
プロビナイス		MMA−EMA共重合体、着色材ほか	暫間インレー、クラウン、ブリッジ等の作製、義歯床の修理等に用いる
ジーシー ユニファストIII		メタクリル酸エステル重合体、メタクリル酸メチル	暫間インレー、クラウン、ブリッジ等の作製、義歯床の修理等

[義歯リライン材]

代表的な商品名とパッケージ		主成分	用途
松風デンチャーライナー		ポリエチルメタクリレート(PEMA)、メタクリル酸トリエステル、メタクリル酸エステル、ジクロロメタンほか	義歯床のリライン* *不適合となった義歯床の粘膜面にレジンなどの床用材料で裏打ちを行い、義歯床下粘膜と再び適合させて維持・支持・安定を得ること
ジーシー マイルドリベロン		メタクリル酸エステル重合体、メタクリル酸エステル	義歯床のリライン
トクヤマ リベースIII		ポリエチルメタクリレート、BPO、メタクリレート系モノマー、ジメタクリレートモノマーほか	義歯床のリライン
松風ティッシュコンディショナーII	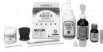	PEMA、セバシン酸ジ−n−ブチル、無水エタノールほか *粉・液を練和	義歯床のリライン（粘膜調整、機能印象の目的で義歯床の粘膜面に材料を裏打ちする）
ティッシュコンディショナーCPC		メタクリル酸エステルの共重合体、ポリエチルメタクリレート、脂肪酸エステルほか	義歯床粘膜面のリライン

よく使われる
薬剤・材料・器具

[ワックス]

代表的な商品名とパッケージ	主成分	用途
パラフィンワックス	パラフィンワックス、マイクリクリスタリンワックス、カルナバろうほか	義歯床の仮床、人工歯の排列、咬合採得
松風ビーディングワックス	マイクロクリスタリンワックスほか	印象周縁の保護、印象材の溢出防止や部分的な補足、歯列模型に対する人工歯の仮着

[義歯洗浄剤]

代表的な商品名とパッケージ	主成分	用途
フィジオクリーンプロII (色素用 / 歯石用)	色素用：次亜塩素酸ナトリウム、界面活性剤、水酸化ナトリウム、防錆剤ほか 歯石用：リン酸、界面活性剤ほか	義歯の洗浄
デント・エラック義歯洗浄剤	過ホウ酸ナトリウム、ペルオキシ硫酸 - 水素カリウム混合物、タンパク分解酵素、直鎖アルキルベンゼンスルホン酸ナトリウムほか	義歯の洗浄
ラバラック D	次亜塩素酸ナトリウム、防錆安定剤ほか	レジン床義歯、金属床義歯、脱離冠、脱離ブリッジ、矯正用リテーナー、ナイトガード、マウスガードなどの洗浄（超音波洗浄器専用）

[補綴装置・義歯適合試験用材料]

代表的な商品名とパッケージ	主成分	用途
JM フィットチェック	ビニルポリシロキサン、無水ケイ酸、炭酸カルシウム、ポリジメチルシロキサンほか	有床義歯や補綴装置を口腔内へ装着する際、粘膜面や支台歯への適合状態を確認する
ジーシー フィットチェッカー ONE	ビニルポリシロキサン、二酸化ケイ素、白金触媒	有床義歯や補綴装置を口腔内に装着する際、粘膜面や支台歯への適合状態を確認する
デンスポット	酸化チタン、ジメチルポリシロキサン	義歯床(全部、部分)の不適合部の診査
ミジィ P.I.P. ペースト	ジメチルポリシロキサン、酸化亜鉛	義歯床と口腔粘膜面との適合異常の検出
プリカット咬合紙 赤・青 (1/2サイズ)	PET フィルム、顔料	患者さんに噛んでもらい咬合の確認を行う。あらかじめカットされておりそのまま使える
ディスポーラル 咬合紙 (全顎用/片顎用)		患者さんに噛んでもらい咬合の確認を行う

[プラーク染め出し液]

代表的な商品名とパッケージ	主成分	用途
ジーシー プロスペック 歯垢染色液	精製水、エチルアルコール、D-ソルビット、食用赤色105号、パラベンほか	歯面に付着したプラークの染め出し(目に見えやすいようにする)
ジーシー トリプラーク ID ジェル		

[歯磨剤]

代表的な商品名とパッケージ	主成分	用途
Check-UP standard	フッ化ナトリウム (1,450ppm) *薬用成分として	歯と歯周組織の清掃、う蝕予防
Systema SP-T ジェル	酢酸トコフェロール(ビタミンE)、フッ化ナトリウム、ラウロイルサルコシンNa、イソプロピルメチルフェノール(IPMP)、トラネキサム酸 *薬用成分として	歯と歯周組織の清掃、歯周病予防、う蝕予防(研磨剤なしのジェルタイプ)
Check-UP kodomo(ペーストタイプ)/gel(ジェルタイプ)	フッ化ナトリウム *薬用成分として *配合濃度はタイプにより異なる(写真のペーストタイプは950ppm、ジェルタイプは500ppm)	小児の歯と歯周組織の清掃、う蝕予防

[歯面研磨材]

代表的な商品名とパッケージ	主成分	用途
プレサージュ	パーミス、グリセリン、CMC、パラベンほか	歯面の研磨、清掃
プロフィーペースト Pro	グリセリン、リン酸二水化ナトリウム、水ほか *フッ化ナトリウム1,000ppm配合	歯面の研磨・清掃
メルサージュ	パーミス、グリセリン、CMC、パラベン、モノフルオロリン酸ナトリウム、シリカほか	歯面の研磨・清掃
コンクールクリーニングジェル〈PMTC〉	グリセリン、無水ケイ酸、ポリビニルピロリドンほか	歯面の研磨・清掃

		炭酸カルシウム、ポリエチレングリコール400、モノフルオロリン酸ナトリウム、濃グリセリン ほか	歯面の研磨・清掃
ジーシー PTCペースト ルシェロ ホワイト		炭酸カルシウム、ポリエチレングリコール400、モノフルオロリン酸ナトリウム、濃グリセリン ほか	歯面の研磨・清掃
リナメル トリートメント ペースト		ヒドロキシアパタイト ほか	PMTC・ポリッシングなどの処置後のケア

[洗口液]

代表的な商品名とパッケージ		主成分	用途
コンクールF		クロルヘキシジングルコン酸塩液、グリチルリチン酸アンモニウム、緑茶抽出液、L-メントール、エタノール	洗口による口腔内殺菌
リステリン		エタノール、1,8-シネオール、チモール、サリチル酸メチル、L-メントール	洗口による口腔内殺菌
サンスター バトラー CHX 洗口液		グルコン酸クロルヘキシジン液、グリチルリチン酸モノアンモニウムほか	洗口による口腔内殺菌、抗炎症
Systema SP-T メディカルガーグル		セチルピリジニウム塩化物水和物(CPC)、グリチルリチン酸二カリウム、L-メントール、チョウジ油ほか	洗口による口腔内殺菌

［洗浄剤 / 手指・器具・設備用消毒液］

代表的な商品名とパッケージ	主成分	用途 / 注意点
ENZYMAX	酵素系洗浄剤(タンパク質分解酵素と澱粉質分解酵素を配合)	超音波洗浄器用洗浄剤、浸漬用洗浄剤
ラスノンソニック	タンパク分解酵素、非イオン界面活性剤、グリシン系両性界面活性剤ほか	器具の除菌洗浄、防錆
ニューウルトラトレール	無機塩、水酸化アルカリ、金属イオン封鎖材	ウォッシャーディスインフェクター専用除菌洗浄剤
パワークイック洗浄機用洗浄剤M中性・低起泡性	タンパク質分解酵素(プロテアーゼ)、金属イオン封鎖剤、界面活性剤(ソホロースリピッド)、酵素安定化剤、防錆剤	ジェット洗浄器、超音波洗浄器兼用洗浄剤
インプロステリンプラス	次亜塩素酸ナトリウム、水酸化カリウム、界面活性剤、固定剤	印象材専用除菌洗浄剤
ステリハイドL 2W/V%液	グルタラール(グルタルアルデヒド)2W／V%	医療器具の化学的滅菌または殺菌消毒
バイオサニタイザーII	ジデシルジモニウムクロリド、塩化ベンザルコニウム、ポリヘキサメチレンビグアニド、ジメチコンほか	器具・設備の除菌

ディスオーパ 消毒液 0.55%		フタラールほか	医療器具の化学的殺菌・消毒
デントハイド		グルタラール	医療器具の化学的滅菌または殺菌消毒
次亜塩1%液 「ヨシダ」		次亜塩素酸ナトリウム	手指・皮膚の消毒、手術室の消毒、医療機器の消毒
ニューウルトラ ミルク		グリセリン脂肪酸エステル、ソルビタン脂肪酸エステル	手術器具専用潤防錆剤 *ウォッシャーディスインフェクター専用
消毒用エタノール 綿、アルコール綿 など		エタノール	皮膚の清掃、器具の清掃・消毒 * アルコールに過敏な患者さん(小児含む)への使用は要注意

［エアタービン］

超高速回転するローターで歯を削る器具で、タービン回路に接続して使用する。エナメル質を削るときに多く使われ、先端にダイヤモンドの小さな粒がついたバー（ダイアモンドポイント）などを装着する。

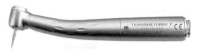

写真はツインパワータービン(モリタ)

［コントラ］

エンジンに接続して使用する器具で、通常のコントラはスチールバーを装着して低速回転させ、象牙質を削ったり歯面研磨を行う。高速回転（5倍速）のコントラは硬いものを削ったり補綴装置を除去する際に用いる。

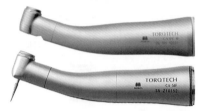

写真は上：等速コントラ、下：5倍速コントラ(モリタ)

［ストレート（ハンドピース）］

コントラの一種で、義歯や補綴装置などの技工物を調整する際に用いる。先端にはさまざまな研磨用バーが装着される。

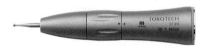

写真はストレートライトなし(モリタ)

［PMTC用コントラ］

歯面研磨を行う際に用いる。歯面に押し付けても耐えられる強度と小さなヘッドが削合用コントラと異なる。通常のPMTC用コントラは歯面に、上下動コントラは歯間・歯肉縁下にアクセスする場合に用いる。

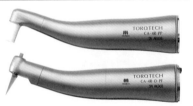

写真は上：プロフィーコントラ、下：上下動コントラ(モリタ)

この器材で使うもの

PMTCコントラの先端にはカップ、コーン、ブラシなどの専用部品をコントラに装着し（接続部はスクリュータイプとラッチタイプがある）、歯面研磨材をつけて歯面の清掃・研磨を行う。それぞれのコントラに合わせた種類を選択する必要がある。

スクリュータイプ
（左：カップ、右：ブラシ）

ラッチタイプ
（左：カップ、右：ブラシ）

［超音波スケーラー］

歯肉縁下・歯肉縁上の歯石を除去する際に用いる。先端に装着したチップが超音波振動することで、歯石やプラーク、着色などを除去する。専用チップを用いて出力を調整することで、歯や骨を削ることも可能。

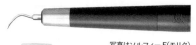

写真はソルフィーF（モリタ）

この器材で使うもの

チップ：さまざまな形態のものがそろっており、用途によって使いわける。

スケーリング用		根分岐部用	歯周治療用		歯内療法用	

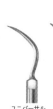
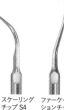
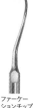
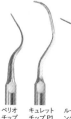
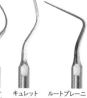
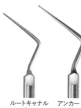

ユニバーサルチップ S1　スケーリングチップ S4　ファーケーションチップ P20L　ペリオチップ P2　キュレットチップ P1　ルートプレーニングチップ P5　ルートキャナルチップ E1　アンカーチップ E10

［エアフロー］

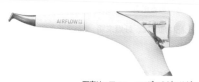

専用パウダーを噴射することで、ステイン、プラーク、バイオフィルムの清掃が可能な歯面清掃用器具。タービンチューブに接続して使用する。

写真はエアフローハンディ 3.0（モリタ）

この器材で使うもの

専用パウダー
機器によって使うパウダーが異なるため、間違わないよう気をつける。

歯周治療・矯正歯科治療のメインテナンス、インプラント周辺の清掃用（エアフローハンディ 3.0Plus 専用）

強固なステイン除去用（エアフローハンディ 3.0 専用）

※製品については各メーカー、材料店までお問い合わせください。

239

3 薬剤・材料の禁忌

　薬剤・材料は使い方を間違えると悪影響を及ぼすことがあり、禁忌には特に気をつける必要があります。前提として、ある薬剤に対してアレルギー反応を起こしたことがある患者さんに、同じ薬剤は使えません。特に注意する必要のある禁忌を下の表に挙げました。

　なお禁忌でなくとも、患者さんの薬の飲み合わせにはなるべく注意・確認しましょう。

● **禁忌**(使ってはならない)

対象となる患者	対象の薬剤	起こる可能性のある症状
使用または処方予定の薬剤に対して、過敏症のある患者、または過去にアレルギー反応があった患者	すべての薬剤・材料	＊ アナフィラキシーを含むアレルギー反応(発熱、腫脹(腫れ)、疼痛、発疹(じんましん)、呼吸困難など)などの重大な副作用が生じる
アスピリン喘息のある患者	解熱鎮痛薬 [カロナール / コカール など]	喘息発作を誘発する
消化性潰瘍、血液疾患、肝障害、腎障害、心機能不全のある患者	解熱鎮痛薬 [カロナール / コカール など]	症状の悪化が生じる
上記に加えて、妊娠末期の女性	消炎鎮痛薬(NSAIDs) [ロキソニン / ロキソプロフェン Na など]	正常な妊娠過程への影響
上記に加えて、すべての妊婦	消炎鎮痛薬(NSAIDs) [ボルタレン / ジクロフェナク Na など]	正常な妊娠過程への影響
伝染性単核球症の患者	ペニシリン系抗菌薬 [サワシリン / オーグメンチン など]	発疹の増悪
妊婦、小児	ニューキノロン系抗菌薬 [タリビッド など]	正常な妊娠過程、小児発達過程への影響
妊婦	カンジダ症治療剤 [フロリードゲル経口用 2%]	正常な妊娠過程への影響

● 原則禁忌（使ってはならないが、特に必要な場合に限って慎重に投与）

対象となる患者	対象の薬剤	起こる可能性のある症状
高血圧、動脈硬化、心不全、甲状腺機能亢進症、糖尿病のある患者	浸潤麻酔薬(アドレナリン含有) [キシロカイン / オーラ注 / エピリド など]	病状の悪化
口腔内感染症のある患者	口腔内軟膏 [デキサルチン / オルテクサー など]	感染症の増悪

● 併用禁忌（薬剤の組み合わせによる為害作用があるため使ってはならない）

対象となる患者	対象の薬剤	起こる可能性のある症状
抗精神病薬、α遮断薬を投与中の患者	局所の止血時 [ボスミン外用液 0.1%]	低血圧、不整脈や、場合により心停止
利尿・血圧降下剤トリテレンを投与中の患者	消炎鎮痛薬(NSAIDs) [ボルタレン / ジクロフェナク Na など]	急性腎不全
頭痛治療剤クリアミンを投与中の患者	マクロライド系抗菌薬 [エリスロシン / クラリスなど]	四肢の虚血、血管攣縮
ワーファリン投与中の患者	カンジダ症治療剤 [フロリードゲル経口用 2%]	出血傾向の増悪

● 禁忌ではないが、服用 / 投与されている場合は要注意の薬剤

対象となる患者	対象の薬剤	起こる可能性のある症状
骨粗しょう症治療薬投与中の患者	アクトネル / ボナロン / フォサマック / プラリアなど	歯科での外科処置後のMRONJ （詳細は 185 ページ参照）
ステロイド薬を長期投与中の患者	プレドニン / メドロール / デキサート / リンデロンなど	薬剤長期投与によるう蝕、歯周病の悪化
ワーファリン投与中の患者	ワーファリン	歯科での観血的処置時の出血傾向の増悪
高血圧、狭心症治療薬投与中の患者	アダラート / アムロジピン / ノルバスク など	薬剤投与による歯肉増殖症
抗てんかん薬、抗けいれん薬投与中の患者	アレビアチン / ヒダントールなど	薬剤投与による歯肉増殖症

よく使われる
薬剤・材料・器具

索引

収載映像一覧

執筆者一覧 (2022 年 3 月現在)

[編著]

岩田 隆紀
東京医科歯科大学大学院医歯学総合研究科歯周病学教授

水谷 幸嗣
東京医科歯科大学大学院医歯学総合研究科歯周病学助教

岩野 義弘
歯科医師　東京都・岩野歯科クリニック

松浦 孝典
歯科医師　愛知県・松浦歯科医院 / 東京医科歯科大学大学院医歯学総合研究科歯周病学非常勤講師

[執筆]　(執筆順)

足達 淑子
歯科衛生士　東京医科歯科大学病院歯科衛生保健部長

十川 裕子
歯科衛生士　東京医科歯科大学病院歯科衛生保健部

古澤 実夏
歯科衛生士　東京医科歯科大学病院歯科衛生保健部

城戸 大輔
東京医科歯科大学大学院医歯学総合研究科全人的医療開発学講座総合診療歯科学医員

清水 里香
歯科衛生士　東京都・岩野歯科クリニック

長谷川 桃
歯科衛生士　東京都・岩野歯科クリニック

影野 涼子
歯科衛生士　東京都・岩野歯科クリニック

柿野 聡子
東京医科歯科大学病院小児歯科外来

金澤 学
東京医科歯科大学大学院医歯学総合研究科医歯理工保健学専攻口腔デジタルプロセス学分野教授

駒ヶ嶺 友梨子
東京医科歯科大学大学院医歯学総合研究科老化制御学講座高齢者歯科学分野講師

松尾 浩一郎
東京医科歯科大学大学院医歯学総合研究科医歯理工学専攻地域・福祉口腔機能管理学分野教授

關 奈央子
東京医科歯科大学大学院医歯学総合研究科歯学教育開発学分野講師

保坂 啓一
徳島大学大学院医歯薬学研究部再生歯科治療学分野教授

畑山 貴志
東京医科歯科大学歯学部附属病院診療科維持系診療科むし歯外来特任助教

渡邉 聡
東京医科歯科大学大学院医歯学総合研究科医歯学系専攻口腔機能再構築学講座歯髄生物学講師

駒田 亘
東京医科歯科大学大学院医歯学総合研究科医歯学系専攻口腔機能再構築学講座咬合機能健康科学分野准教授

和田 淳一郎
東京医科歯科大学大学院医歯学総合研究科医歯学系専攻口腔機能再構築学講座生体補綴歯科学助教

友松 伸允
東京医科歯科大学大学院医歯学総合研究科医歯学系専攻顎顔面頸部機能再建学講座顎顔面外科学助教

大山 厳雄
静岡市立静岡病院口腔外科主任科長

明石 昌也
神戸大学大学院医学研究科外科系講座口腔外科学分野教授

財津 崇
東京医科歯科大学大学院医歯学総合研究科医歯学系専攻環境社会医歯学講座健康推進歯学助教

宮地 舞
歯科医師　東京都・DENTSTRY TOKYO SINCE 1925 MIYACHI SHIKA/ 歯科 成増デンタルクリニック

馬場 一美
昭和大学歯科病院院長 / 昭和大学歯学部歯科補綴学講座教授

吉田 裕哉
松本歯科大学歯科補綴学講座講師

戸原 玄
東京医科歯科大学大学院医歯学総合研究科医歯学系専攻老化制御学講座摂食嚥下リハビリテーション学教授

吉見 佳那子
東京医科歯科大学病院歯系診療部門口腔機能系診療領域摂食嚥下リハビリテーション科特任助教

山口 浩平
東京医科歯科大学病院歯系診療部門口腔機能系診療領域摂食嚥下リハビリテーション科特任助教

米満 郁男
東京医科歯科大学大学院医歯学総合研究科医歯学系専攻口腔機能再構築学講座咬合機能矯正学分野助教

青木 章
東京医科歯科大学大学院医歯学総合研究科医歯学系専攻生体支持組織学講座歯周病学教授

三上 理沙子
東京医科歯科大学大学院医歯学総合研究科医歯学系専攻生体支持組織学講座歯周病学特任助教

永野 健一
長崎大学生命医科学域(歯学系)口腔病理学分野助教 /東京医科歯科大学大学院医歯学総合研究科硬組織薬理学分野非常勤講師

本書の製作にご協力いただいた皆さま （順不同、2022 年 3 月現在）

横須賀 祐介
東京医科歯科大学大学院医歯学総合研究科医歯学系専攻口腔機能再構築学講座咬合機能健康科学分野

高橋 礼奈
東京医科歯科大学大学院医歯学総合研究科医歯学系専攻口腔機能再構築学講座う蝕制御学助教

蔵本 瞳
徳島大学大学院医歯薬学研究部再生歯科治療学分野

鴨居 浩平
徳島大学病院医療技術部歯科医療技術部門技工室

竹村 修
東京医科歯科大学大学院医歯学総合研究科生体指示組織学講座歯周病学

中川 佳太
東京医科歯科大学大学院医歯学総合研究科生体指示組織学講座歯周病学

清家 達朗
東京医科歯科大学大学院医歯学総合研究科生体指示組織学講座歯周病学

松原 ちあき
東京医科歯科大学大学院医歯学総合研究科老化制御学講座高齢者歯科学分野

内田 裕爾
東京医科歯科大学大学院医歯学総合研究科医歯学系専攻口腔機能再構築学講座生体補綴歯科学

Richard Mark Foxton
Senior Clinical Lecturer in Dental Education, Honorary Consultant, Faculty of Dentistry, Oral & Craniofacial Sciences, King's College London/Part-time Lecturer, Institute of Global Affairs, Tokyo Medical and Dental University

林 泰誠
台湾中山医学大学歯学部准教授 / 台湾中山医学大学附属病院歯周病学分野主任

大森 智史
東京医科歯科大学大学院総合研究科医歯学系専攻口腔機能再構築学講座歯髄生物学分野

劉 嘉懿
東京医科歯科大学大学院総合研究科医歯学系専攻口腔機能再構築学講座歯髄生物学分野

望月 綜太
東京医科歯科大学大学院総合研究科医歯学系専攻口腔機能再構築学講座歯髄生物学分野

川村 拓也
東京医科歯科大学大学院総合研究科医歯学系専攻口腔機能再構築学講座歯髄生物学分野

特定非営利活動法人 日本歯科保存学会

特定非営利活動法人 日本歯周病学会

一般社団法人 日本顎関節学会

ライオン歯科衛生研究所

㈱ 永末書店

ネスレ日本 ㈱

㈱ モリタ

㈱ YDM

アグサジャパン ㈱

アスペンジャパン ㈱

あゆみ製薬 ㈱

アルフレッサファーマ ㈱

ウエルテック㈱

ウルトラデントジャパン ㈱

ASP Japan 合同会社

LTL ファーマ ㈱

㈱オーラルケア

オリンパステルモバイオ㈱

共和薬品工業 ㈱

グラクソ・スミスクライン ㈱

クラレノリタケデンタル㈱

クロスフィールド㈱

寿製薬 ㈱

サラヤ㈱

沢井製薬 ㈱

サンスター ㈱

サンデンタル ㈱

サンドファーマ ㈱

サンメディカル㈱

㈱ ジーシー

塩野義製薬 ㈱

昭和薬品化工 ㈱

ジョンソン・エンド・ジョンソン

スズラン ㈱

スリーエムジャパン㈱

㈱松風

第一三共 ㈱

大正製薬 ㈱

太平化学産業㈱

帝人ファーマ ㈱

デンツプライシロナ ㈱

東和薬品 ㈱

㈱トクヤマデンタル

㈱ ナルコーム

日医工 ㈱

ニプロ ㈱

日本化薬 ㈱

日本歯科薬品 ㈱

日本新薬 ㈱

㈱ 日本点眼薬研究所

ネオ製薬工業 ㈱

ノバルティスファーマ ㈱

白水貿易 ㈱

㈱ ビーブランド・メディコーデンタル

久光製薬 ㈱

ヒューフレディ・ジャパン合同会社

ファイザー ㈱

ブリストル・マイヤーズスクイブ ㈱

マイラン EPD 合同会社

丸石製薬㈱

㈱ 三和化学研究所

村中医療器㈱

ムンディファーマ ㈱

㈱茂久田商会

持田製薬 ㈱

㈱モリムラ

吉田製薬㈱

ライオン歯科材㈱

クインテッセンス出版の書籍・雑誌は、歯学書専用
通販サイト『歯学書.COM』にてご購入いただけます。

PC からのアクセスは…

| 歯学書 | 検索 |

携帯電話からのアクセスは…
QR コードからモバイルサイトへ

QUINTESSENCE PUBLISHING
日本

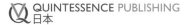

歯科衛生士・歯科助手
おしごとハンドブック

2022年3月10日　第1版第1刷発行
2023年4月15日　第1版第2刷発行

編　　　著　　岩田隆紀 / 水谷幸嗣 / 岩野義弘 / 松浦孝典

発 行 人　　北峯康充

発 行 所　　クインテッセンス出版株式会社
　　　　　　　東京都文京区本郷3丁目2番6号　〒113-0033
　　　　　　　クイントハウスビル　電話(03)5842-2270(代表)
　　　　　　　　　　　　　　　　　(03)5842-2272(営業部)
　　　　　　　　　　　　　　　　　(03)5842-2271(編集部)
　　　　　　　web page address　https://www.quint-j.co.jp

印刷・製本　　サン美術印刷株式会社

Printed in Japan　　　　　　　　　　　　禁無断転載・複写
ISBN978-4-7812-0860-2　C3047　　　落丁本・乱丁本はお取り替えします
　　　　　　　　　　　　　　　　定価は表紙に表示してあります